감정을 중심으로 바라본 정신건강

한의학과 심리학의 만남

감정을 중심으로 바라본 정신건강

한의학과 심리학의 만남

초판 1쇄 인쇄 2014년 5월 10일
초판 3쇄 발행 2022년 12월 1일

—

지은이 김태형 · 양웅모
펴낸이 이방원
편 집 송원빈 · 김명희 · 안효희 · 정우경 · 정조연 · 박은창
디자인 손경화 · 박혜옥 · 양혜진   **마케팅** 최성수 · 김 준 · 조성규

—

펴낸곳 세창미디어

신고번호 제2013-000003호 **주소** 03736 서울시 서대문구 경기대로 58 경기빌딩 602호
전화 723-8660 **팩스** 720-4579 **이메일** edit@sechangpub.co.kr **홈페이지** http://www.sechangpub.co.kr
블로그 blog.naver.com/scpc1992 **페이스북** fb.me/Sechangofficial **인스타그램** @sechang_official

—

ISBN 978-89-5586-203-4 03510

감정을 중심으로 바라본 정신건강

한의학과
심리학의
만남

김태형, 양웅모 공저

세창미디어
MEDIA

상당수 심리학자와 일반인은 심리학과 한의학을 거의 극과 극에 서 있는 학문이라고 생각한다. 심리학 하면 미국의 주류심리학만 을 떠올리는 이들에게 이런 생각은 너무나 당연하겠지만, 미국의 주류심리학에 비판적인 심리학자들은 아마 달리 생각할 것이다. 왜냐하면 올바른 심리학을 추구하는 심리학자는 심리학이 동양철 학 그리고 그것에 기초하고 있는 한의학과 상당히 유사한 철학적 토대 위에 서 있다는 사실을 인정하지 않을 수 없기 때문이다.

올바른 심리학의 철학적 배경은 주류심리학이 기초하고 있는 형 이상학적 세계관이 아니라 변증법적 세계관이다. 서양철학의 역사 에서 나름대로 중요한 위치를 차지하고는 있지만, 변증법은 서양 에서는 주류 철학 혹은 주류적 사유방식이 아니다. 그렇기 때문에 미국 심리학을 포함하는 대부분의 서양학문은 사물현상을 고립적 인 것으로, 고정불변하는 것으로 보는 형이상학적 세계관에 기초 하고 있다. 반면에 세상만물을 상호 연관 속에서, 변화발전의 과정 속에서 고찰하는 변증법은 동양에서는 주류 철학이다. 쉽게 말하 면 동양철학이란 곧 변증법적 세계관이라고도 말할 수 있다는 것이다. 그렇기 때문에 대부분의 동양학문들처럼 동양철학에 기초하고 있는 한의학 역시 변증법적 세계관에 기초하고 있다. 서두에서 지적했듯이, 비록 동양철학에 기초하고 있지는 않지만, 올바른 심리학의 철학적 배경은 형이상학이 아닌 변증법적 세계관이다. 따라서 올바른 심리학은 한의학과 거의 동일한 철학적 토대를 가지고 있다고 말할 수 있는 것이다.

나는 십여 년 전에 처음으로, 본질적으로 동일한 세계관적 토대를 가지고 있는 심리학과 한의학을 정신건강 분야에서 융합시키는 작업을 한번 시도해봐야겠다는 생각을 했었다. 당시 심각한 건강상의 문제로 한방치료를 받게 되면서, 지금은 고인이 되신, 훌륭한 동양철학자이자 한의학자인 박찬국 선생님을 만나게 되었다. 비록 치료를 받으면서 잠깐씩 대화를 나누었을 뿐이었지만, 선생님과의 만남은 나에게 커다란 학문적 자극이 되었다. 선생님은 심리학에 깊은 관심을 보이면서 겸손한 태도로 내 의견을 귀 기울여 들으셨고, 선생님으로부터 동양철학, 한의학과 관련된 소중한 가르침을 접할 수 있었다. 이 과정에서 나는 선생님께 다음과 같은 질문을 했었다.

"요즘 심리학계에서는 정신병의 원인을 뇌 손상으로 돌리는 게 유행인데, 이런 뇌 손상을 한의학적으로는 어떻게 설명할 수 있을까요?"

이 질문에 대해 선생님은 "마음을 잘 다스리지 못하면 무엇보다 신체의 각 장기가 손상되는데, 이런 장기들은 다 뇌와 연결되어 있다. 그러니 결국 뇌도 손상되는 것이다"라는 취지의 대답을 하셨다. 비록 짧지만 이 대답에는 감정 이상—한의학적으로 말하면 칠정상—으로 인해 뇌를 포함하는 신체가 손상되는 정신장애 발생의 메커니즘, 즉 이 책을 관통하는 주제가 압축적으로 담겨져 있다. 당시에 나는 이 주제를 반드시 연구해보겠다는 결심을 했었는데, 몇 년 전 내 취지에 공감하는 한의학자인 양웅모 교수님을 만나게 됨으로써 비로소 첫 결과를 발표하게 되었다.

이 책은 우선 정신장애의 직접적인 원인은 감정 이상이므로 정신장애를 감정을 중심으로 바라보자고 주장한다. 즉 정신장애의 설명, 진단, 치료에서 감정을 중심에 두어야 한다는 것이다. 이에 대해서는 앞으로 한국의 심리학계 내에서 활발한 논쟁과 토론이 있었으면 한다. 이 책은 또한 정신장애 혹은 마음의 병을 심신일체론의 입장을 공유하고 있는 심리학과 한의학이 각각 어떻게 바라보고 있으며, 그것을 치료하기 위해서 심리학과 한의학이 어떻게 협력할 수 있는지를 보여주고 있다. 하지만 이 부분과 관련해서는, 미진한 부분이 많음을 솔직하게 인정하지 않을 수 없다. 다소 심하게 평하자면, 정신장애에 관한 한의학적 설명들은 너무 짧거나 빈약하며 한의학적 치료방법 역시 임상경험을 통해 검증된 것이라기보다는 가설 수준에 머무르고 있다. 굳이 변명을 하면 이런 문제점을 극복하지 못한 근본원인은 능력 부족이나 게으름에 있기보다는 정신장애에 관한 한의학적 연구나 임상경험이 거의 없다는 데 있다. 비록 극소수 한방병원에 한방정신과가 있기는 하지만 서양의 심리학이나 정신의학과 비교해볼 때, 정신장애에 관한 한의학 이론은 없다고 해도 과언이 아니다. 이 때문에 지금까지도 한의학계는 마음의 병 나아가 정신장애를 앓고 있는 사람들을 한방으로 치료하겠다는 적극적인 태도—심지어는 정신장애는 한의학이 다룰 수 없다는 암묵적인 분위기도 있다—를 가지지 못하고 있고, 임상경험도 체계적으로 축적하지 못하고 있다. 그럼에도 불구하고 출간을 강행하는 것은 비록 이 책이 정신장애에 관한 완성된 한의학 이론이나 치료방법을 제공하지는 못할지라도 그것을 향해 나아갈 올바른 방향을 제시하고 있다고 자부해서다. 앞으로 한국의 한의학계는 각각의 정신장애에 특징적인 신체적 문제들에 관한 연구 자료들을 축적하고 체계화하는 동시에 그러한 신체적 문제들을 한의학적으로 치료하는 것이 정신건강에 미치는 영향에 관한 임상경험을 축적하고 체계화해야 한다. 나아가 장기적으로는 칠정상 이론을 잘 다듬고 그것을 기본으로 하는 정신장애에 관한 한의학 이론과 치료방법론을 정립해야 할 것이다.

이미 외국에서는 마음의 병을 효과적으로 치료하려면 심리치료와 약물치료를 병행하는 통합치료를 해야 한다는 의견이 대세가 된 지 오래다. 그래서 나는 묻고 싶다. "한의학의 종주국이라고 할 수 있는 한국에서 심리치료와 한의학적 치료를 병행하는 통합치료를 하지 못할 이유가 있는가?"라고. 물론 현재로서는 서구에서 만들어진 정신과 약들을 과감하게 대치할 만한 한방정신과 약물이나 치료법이 개발되지 못하고 있다. 그러나 이것이 곧 정신장애를 이해하거나 치료하는 데 한의학이 무능하다는 것을 의미하지는 않는다. 그것은 한의학이 아직 정신건강이라는 분야에 치열하게 도전하지 못하고 있음을 의미할 뿐이다.

서양의학 이론에 근거해 제조되는 정신과 약물들은 효능도 그다지 만족스럽지 못한데다 부작용까지 심하다는 사실은 이미 잘 알려져 있다. 그러니 한의학이 정신장애에 깊은 관심을 기울여 효능은 뛰어난 반면 부작용은 적은 한방정신과 약물이나 치료법을 개발하며 나아가 정신장애에 관한 한의학 이론을 정립하는 것은 심리학과 정신의학 분야만이 아니라 인류의 정신건강과 행복에도 크게 기여하는 값진 일이 될 것이다.

2014년 4월
공저자를 대표하여 심리학자 김태형

『한의학과 심리학의 만남』을
추천하면서

　일찍이 허준 선생은 『동의보감』에서 "사람의 질병을 치료하고자 한다면 그 사람의 마음을 먼저 치료하라"라는 경구를 전해주었다. 정신 치료의 중요성을 400년 전에 허준 선생이 이미 간파하고 있었던 것이다. 최근 정신 질환에 대한 전통의학적 치료법에 대한 관심이 전 세계적으로 높아지고 있는 시점에서 이 말은 우리에게 새로운 희망을 던져주고 있다.

　한 달 전에 양웅모 교수가 원고더미를 넘겨주고 갔다. 원고를 살펴보니 한의학과 심리학의 관계를 중심으로 정신과 치료의 새로운 지평을 정리한 서적의 초고였다. 평소 심신의학에 깊은 관심을 가지고 정진해나갔다는 단편적인 인상만 가지고 있었던 차에 원고를 살펴보고 놀라지 않을 수 없다. 내가 알기로 양웅모 교수는 미국 샌디에이고에 위치한 Burnham Institute for Medical Research (BIMR)에서 뇌신경과학Neuroscience을 연구하고 돌아와서 한의학계에 신바람을 일으켰던 것으로 기억한다. 나중에 안 사실이지만 그는 그 연구소에서 심신의학Mind-Body Medicine에 깊이 빠져서 그 기초가 되는 의학이론을 심사숙고하면서 연구하였다. 한국에 귀국한

후에도 수많은 SCI논문을 통해 뇌신경과학과 한의학의 접목을 위한 이론적 틀을 모색하면서 연관 분야인 심신의학과의 연계를 모색하여 온 것으로 안다.

현재 전 세계적으로 뇌신경과학에 대한 관심이 고조되고 있는데, 모든 학문이 그러하듯이 한계에 봉착하는 중간지점은 존재하기 마련이다. 한국에서 전통의학인 한의학을 하는 소장파 학자인 양 교수는, 이 한계의 중간지점에서, 한의학의 이론을 기본바탕으로 하여 발전을 거듭해 온 심신의학의 체계를 활용하여 그 한계를 극복하고자 시도한 것이 이 책이 아닌가 생각된다. 게다가 다년간 심리학 전문가인 심리학자 김태형 선생과 함께 융합연구를 시도하고 있다. 융복합이 최고의 화두로 떠오르고 있는 현시점에 이 연구는 융복합에 하나의 새로운 모델을 제시한 것이 아닌가 생각된다. 특히 학제 간의 연구가 많이 요구된다고 이야기되는 한의학 분야에서 이루어진 것은 본인에게 하나의 희망의 메시지를 전해주는 것이 아닌가 생각된다.

한 가지 놀란 것은 이 책의 내용이 이론에 그치지 않고 실제의 활용도를 높이기 위해 목차를 질병 중심으로 구성하고 있다는 것이었다. ADHD, 외상후스트레스 장애, 우울증, 치매, 공황장애, 사회공포증 등 현대 한국사회에서 광범위하게 나타나는 주요 정신질환을 주제로 삼고 있는 점은 저자들이 활용도의 제고에 목표를 두고 있다는 사실을 발견하게 해주기에 충분하였다.

저자들은 나에게 말한다. 이 책이 충분히 이 분야의 연구에 있어 하나의 시작으로서 이야기할 수는 있지만 결론을 내기 위해서는 앞으로도 많은 여정이 필요하다고. 본인은 이러한 말을 들으면서 생각해본다. 이들과 같은 겸허한 자세로 자신을 낮출 줄 아는 연구자들이 점점 줄어가는 시세에, 우리는 이들이 연구한 결과의 심리적 가치가 이미 충분히 우리를 감동시킬 것임을.

이 책은 아마도 다양한 목적으로 읽힐 수 있을 것이라고 생각된다. 한의학을 전공하는 한의대생, 한의사, 한의학자 및 심리학을 연구하는 심리학도, 심리학자 등뿐 아니라 인간의 심리와 육체적 질병의 관계에 관심이 많은, 독서를 애호하는 문화인들에게 어두운 밤의 등불처럼 다가갈 것을 확신한다.

2014년 4월 고황산 기슭에서
경희대학교 한의과대학 학장 김남일

차 례

특정 공포증(Specific Phobia)

사회공포증(Social Phobia)

섭식장애(Eating Disorder)

외상후스트레스장애(Post Traumatic Stress Disorder)

강박장애(Obsessive-Compulsive Disorder)

범불안장애(Generalized Anxiety Disorder)

주요 우울장애(Major Depressive Disorder)

주의력 결핍 및 과잉행동장애
(ADHD: Attention-Deficit/Hyperactivity Disorder)

치매(Dementia)

정신분열증(Schizophrenia)

부록_ 한의학과 서양의학

한의학자의 프롤로그

인간 = 정신 + 육체

사람은 육체와 정신, 즉 몸과 마음으로 구성되어 있다. 따라서 육체와 정신은 불가분의 관계이며, 서로 영향을 주고받는 유기적 관계로서 따로 떼어 논할 수 없다. 이러한 사실은 누구나 알고 있지만, 실제 의료기관에서의 진료 영역에서는 간과되는 경우가 많다. 특히 서양의학의 경우, 기계론적이고 형이하학적 세계관을 바탕으로 하고 있어 인체의 정신적, 신체적 증상을 해부병리학적 견지에서 파악하려는 경향이 있다. 그 결과 대부분의 질병에 대하여 정신적인 면을 배제하고 신체적 증상만을 파악해 치료하고 있는 것은 물론 정신적 증상에 대해서도 뇌의 구조나 기질의 이상 또는 뇌신경전달물질의 이상 등 눈에 보이는 현상적인 문제를 중심으로 파악하고 치료하려고 한다. 그러나 이렇게 기억이나 감정 등 눈에 보이지 않는 정신현상에 대해 응당한 주의를 돌리지 못하는 일면적인 입장으로 인해 서양의학은 거의 모든 신체적·정신적 증상—외상, 감염 등 실제 뚜렷한 물질적 이상을 제외한—의 근본적 치료에서 난관에 직면하고 있다. 더욱이 각종 부작용 및 2차 증상의 발현, 반복적 재발, 심지어는 증상의 악화 등 치료에 있어 한계를 드러내고 있는 실정이다.

몸은 마음의 지배를 받고 있다.

마음이 건강해야 몸도 건강해질 수 있으며, 반대로 마음이 건강하지 못하면 몸도 건강할 수 없다. 예를 들어 아무리 좋고 훌륭한 장소에 산해진미가 차려져 있더라도, 불편한 사람들과 함께 식사를 하게 되면 체하거나 배탈이 나기 쉽다. 반면 누추한 장소에서 소박한 음식을 먹더라도 편하고 좋아하는 사람들과 식사를 하면 소화가 잘되고 컨디션도 좋아진다. 학교나 직장에서는 몸이 피로하고 머리가 아프다가도 일과 후에 친구들과 어울려서 놀다보면 아픈 증상이 씻은 듯이 없어지는 경험을 누구나 해보았을 것이다. 이렇듯 정신건강이란 단지 정신적으로 편안하고 행복감을 느끼기 위해서만이 아니라, 신체의 건강을 위한 필수불가결한 조건이기도 하다.

정신 건강의 척도 = 감정

정신을 건강하게 만들기 위해서는 어떻게 해야 될까. 정신이 건강하지 못한 것을 어떻게 알 수 있을까. 무엇보다 감정 상태를 통해서 그 사람의 정신건강 정도를 알 수 있다.

만성적으로 분노하거나 공포를 느끼고 있으면서 정신적으로 건강하다고 말할 수 있을까? 미래에 대하여 불안해하거나 지나치게 걱정하고 우울해하면서 정신적으로 건강하다고 말할 수 있을까?

부정적인 감정이 쌓이고, 만성화되면 반드시 신체적인 증상을 유발하게 된다. 즉 정신이 건강하지 못하면 신체적 증상도 발생하기 마련인 것이다. 따라서 '정신이 건강한가, 건강하지 않은가'는 감정 상태를 파악해보면 바로 알 수 있다. 그것이 과거와 관련된 감정이든, 현재 상황과 관련된 감정이든, 미래와 관련된 감정이든 간에 누군가의 감정 상태를 살펴보면, 그의 정신이 건강한지 그렇지 않은지를 바로 파악할 수 있다는 것이다. 이런 점에서 감정 상태란 사람의 정신건강 상태를 알 수 있는 진단 지표이자 치료의 중요한 목표라고 말할 수 있다.

숱한 정신건강 관련 서적들이 궁극적으로 이야기하고 있는 것은 행복한 삶을 위한 정신적 안정이며, 그 해답으로 행복하고 긍정적인 감정을 제시하고 있다. 또한 상담 치료를 비롯하여 미술치료, 음악치료, 향기치료 등 여러 가지 심리치료법들의 핵심 역시 결국에는 환자를 기분 좋게 해주고, 감정 상태를 안정적으로 만드는 데 있다.

정리하면, 과도한 특정 감정은 정신적으로든 신체적으로든 문제를 일으키기 때문에 일상적으로 행복하고 안정적인 감정 상태를 유지할 수 있을 때에 비로소 정신적으로 건강하다고 말할 수 있는 것이다.

한의학과 정신건강

예로부터 한의학에서는 사람의 기본감정을 일곱 가지로 나누어 각각의 감정에 대하여 자세하게 연구해왔으며, 이 감정들이 사람의 심리상태나 신체적 질병에 직접적으로 영향을 미친다고 강조해왔다. 즉, 칠정상七情傷이라 하여 감정으로 인한 신체적 손상에 대해 자세하게 기술―한의학 저서들은 과도하거나 한쪽으로 치우친 감정 상태가 다른 감정에 영향을 미치며, 특히 그 감정을 주관하는 장부, 즉 신체에 직접적으로 영향을 주는 현상과 법칙들에 대하여 방대하게 설명하고 있다―해왔던 것이다. 이렇게 칠정상 이론에 기초하고 있는 한의학은 질병의 치료에 있어서 감정을 중요하게 생각했고, 감정 상태를 진단과 치료의 주요한 판단 지표로 간주해왔다.

한의학 역시 서양의학처럼 기본적으로 신체 증상을 치료하는 것을 목적으로 하는 학문이지만, 한의학은 치미병治未病이라 하여 발병 후의 치료보다는 병이 생기기 전에 치료하는 예방의학을 강조한다. 통상적으로 특정한 감정이 과도해지거나 지속되는 경우, 처음에는 별다른 증상이 없겠지만 시간이 지나면 필히 정신적·신체적 증상이 나타나게 된다. 그러므로 초기의 감정 이상에 잘 대응하면 신체적 증상이 나타나기 전에 치료하는 치미병이 가능해질 수 있다.

한의학과 개인 맞춤의학

한의학의 또 하나의 특징은 사람을 바라보는 견해와 관점에 있다. 한의학에서는 '개인=소우주'라고 하여, 사람마다 각기 다른 신체적 특성을 고려해야 한다고 강조해왔다. 그렇기 때문에 한의학에서는 똑같은 증상이라도 그 증상의 배후에는 각기 다른 원인과 기전이 존재할 수 있다고 본다. 예를 들면 똑같이 '두통'이라는 증상이 있더라도 강호동 같이 체격이 좋은 사람의 두통과 이윤석 같이 마른 사람의 두통은 그 원인과 기전이 다르다고 보는 것이다. 따라서 한의학에서는 '두통'이라는 동일 증상에 대해서 하나의 진통제로 치료하는 게 아니라, 각 사람의 특성에 따라 이론적으로는 수십 수백 가지의 처방과 다양한 치료법이 있을 수 있다.

서양의학에서 발달한 EBMevidence-based medicine, 즉 증거중심 의학은 질병의 진단과 치료를 객관화하고 표준화하여 누구에게나 통용되는 교과서적 치료법을 제시함으로써 일관된 진료와 치료를 가능하게 해준다는 장점이 있지만, 환자 개개인의 특성에 따른 처방에 비해서는 한계가 있다. 최근에는 서양에서도 이러한 한계점, 즉 환자 개인에 따르는 특이성에 대하여 치료법을 달리해야 한다는 '개인 맞춤의학'이 부분적으로 연구되고 있다. 하지만 아직 실제 진료 분야에서의 활용은 매우 제한적이며, 주로 유전자나 단백질 정보 등을 중심으로 연구가 진행되고 있는 상황이다. 이에 비해 한의학은 학문적 특성상 '개인 맞춤의학'에 이미 최적화되어 있다고 볼 수 있다. 즉 동일 증상이라도 환자 개개인에 따라 서로 다른 처방이나 치료법을 시행하고 있는 것이다. 비유하자면, 서양의학이 거의 모든 사람에게 맞는 기성복이라면 한의학은 개개인들에게 딱 맞는 맞춤식 수제양복이라고 할 수 있다. 그러나 한의학은 서양의학과는 달리 특정 질병에 대한 치료법이 표준화되거나 일관되지 못해서 객관화, 즉 EBM으로 설명하기가 어렵다. 이런 점은 서구식 과학주의와 대량생산을 중시하는 현대사회에 있어서는 단점으로 간주될 수 있다. 그럼에도 불구하고 한의학이 환자 개개인에게 맞는 맞춤식 진료와 치료를 시행할 수 있다는 것은 질병 치료에 있어서 매우 큰 활용가능성과 잠재성을 가지고 있는 장점이라고 생각한다.

지금까지 언급한 한의학의 특성으로 인해 본문에서도 한의학적 치료법에 있어서는 (특정한 치료방법이나 예시가 수많은 치료법 중 유일한 치료법으로 오해될 수 있는 소지가 있으므로) 구체적 치료법이나 예시보다는 주요한 개념이나 치료방향 위주로 설명하였다. 마지막으로 한 가지만 덧붙이자면, 한의학의 개인 맞춤의학적 특성을 살려 신체적 질병 분야와 마찬가지로 마음의 병을 치료하는 분야에서도 특정 정신장애를 치료하는 데 효과가 있는 약물과 치료법을 개발하기 위한 노력을 계속하여야 할 것이다.

정신장애 치료에 대한 제언

감정으로 인한 정신적·신체적 증상들은 서로 분리되어 있는 것이 아니라 유기적으로 연결되어 있고 상호작용을 주고받는다. 따라서 병을 진단하고 치료할 때, 어느 한쪽 측면에만 치우쳐서 접근하는 것은 이치적으로도 옳지 않고 치료효과도 적기에 개별적인 환자의 상황에 맞는 정신적·신체적 치료를 병행함으로써 선순환적인 치료효과를 극대화해야 한다. 즉 감정 이상─정신활동의 문제─으로 관련 장부가 손상되고, 손상된 장부로 인해 감정 이상이 더 심해지는 악순환 구조를 피하기 위해서는 감정을 다스리는 심리치료와 손상된 장부, 즉 신체 활동의 문제를 치료하는 한의학적 치료를 병행하는 것이 효율적이다. 이러한 병행치료, 즉 심리치료를 통해 감정 이상 및 관련 장부의 손상을 완화하는 동시에 한의학적 치료를 통해 손상된 장부를 회복시키고 관련 감정을 안정화시키는 치료의 병행은 정신건강의 회복과 신체적 건강의 회복이 서로를 고무 추동하는 선순환 관계를 만들어낼 수 있을 것이다.

최근에는 한국의 한의학계도, 서양의학의 영향을 받아서 신경해부학적인 시각에서 정신질환에 접근하거나 정신질환을 해석하는 경향이 있다. 물론 이러한 생리, 병리학적 접근도 정신질환을 이해하는 데 필요하기는 하지만, 한의학의 특성과 장점에 근거한 기본 이론에 따라 정신질환을 재조명할 필요가 있다. 특히 칠정상 등 감정에 따른 질병 및 증상 분류를 잘 활용하여 진단 및 치료에 활용해야 하며, 그것을 위해서는 임상사례들을 체계적으로 축적하고 체계화, 이론화하는 작업이 필수적이다. 더불어 정신건강 분야에서의 한의학과 심리학 간의 상호 교류와 협력 나아가 융합도 필요할 것이다.

감정을 중심으로
정신장애를 바라보는 이유

1. 마음의 병은 왜 생기는가?

정상과 비정상의 경계

최근의 '힐링' 열풍이 말해주듯, 요즘에는 한국에서도 몸의 건강 못지않게 정신건강의 중요성이 크게 주목받고 있다. 불과 얼마 전까지만 하더라도 대부분의 한국인들은 자기에게 어떤 정신적인 어려움이 있다거나 정신장애를 앓고 있다는 말을 꺼내는 것조차 부끄러워했다. 한마디로 정신적으로 문제가 있다거나 정신과 치료 혹은 심리상담을 받아야 한다는 사실을 '미쳤다'는 것과 동일시하면서 경원시했던 것이다. 그러나 최근에는 사정이 많이 달라졌다. 오늘날 상당수 한국인들은 몸에 이런저런 병이 생기듯이 마음에도 병이 생길 수 있으며 따라서 정신장애 역시 몸의 병처럼 치료를 하면 그만이지 그것을 굳이 숨기거나 부끄러워할 필요가 없다고 여기고 있다. 유명 연예인들이 지상파 방송에서 스스럼없이 '내가 공황장애를 앓고 있다'고 발언하는 것, 일반인들이 정신과나 심리상담소를 찾는 것을 그다지 껄끄러워하지 않는 것, 마음의 치유나 힐링에 대한 대중적 관심이 날로 커지는 것 등이 이를 잘 보여준다.

사실 인구비례로 볼 때, 이 책에서 언급하고 있는, 정신장애를 앓고 있는 사람은 극소수이다. 그러나 단지 정신장애를 앓고 있는 사람만이 아니라 정상인도 정신장애에 관심을 가져야 하는 것은 정상과 정신장애가 대체로 질적인 차이보다는 양적인 차이에 의해서 구분되기 때문이다. 예를 들면 우울증 환자와 정상인의 심리는 질적으로 완전히 다르기보다는 전자의 심리적 문제가 후자보다 양적으로 더 심하다는 양적인 차이만을 가지고 있다. 조금 도식적으로 설명하면, 정상인이 통상적으로 50 정도의 우울감을 느끼고 있다면 우울증 환자들은 우울감을 90 정도로 지나치게 많이 느껴서 우울증 진단을 받을 뿐이라는 것이다. 일부 심리학자들이 치료의 사각지대에 놓여 있는 이들은 정작 우울증 환자라기보다는 우울증 진단을 받지 못한 우울한 정상인이라고 주장하고 있는 것은 이 때문이다. 이런 점에서 정상인이 정신장애에 관심을 가져야 하는 것은 그것이 단지 극소수 비정상인의 심리가 아니라 바로 자기 자신의 심리 나아가 인간심리를 이해하는 데 큰 도움을 주어서라고 말할 수 있을 것이다.

정신장애와 증상

현재 다수의 나라에서 정신장애를 설명하고 진단하는 중요한 지침서로 사용되고 있는 것은 미국정신의학회에서 출간하는 '정신장애의 진단 및 통계 편람DSM: Diagnostic and Statistical Manual of Mental Disorder'이다. DSM 제4판DSM-IV은 정신장애를 '현재의 고통이나 무능력 혹은 자유의 상실을 동반하는 임상적으로 중요한 행동적, 심리적 증후군이나 양상'으로 정의하고 있다. DSM은 기본적으로 장애에 대한 정확한 진단을 목적으로 하고 있어서 정신장애를 증상들에 따라서 정의하고 분류하는 방식을 취하고 있다. 즉 그것은 각 정신장애의 증상들을 일목요연하게 제시해줌으로써 임상심리학자나 정신과의사가 환자들이 가지고 있는 증상들에 근거해 특정한 정신장애로 진단할 수 있도록 도와주는 지침서라는 것이다. 그러나 이런 식으로 정신장애를 증상들—DSM은 환자의 주관적 내면세계보다는 밖으로 드러나는, 비교적 관찰이 용이한 행동적 증상들을 더 중요시한다—에 기초해 정의하고 분류하는 것이 과연 옳은가에 대해서는 끊임없이 의문이 제기되어왔다. DSM을 신줏단지처럼 떠받들거나 맹종하는 일부 치료자들은 통상적으로 증상 기록표를 만들어 환자들을 분류하는 데 주력할 뿐 환자들의 주관적 내면세계는 중요하지 않게 생각한다. 이런 점에서 이들은 유명한 행동주의 심리학자인 왓슨Watson의 "행동과 정신세계는 동일하다"는 극단적인 주장에 암묵적으로 동의하고 있는 셈이다. 그러나 이들과는 달리 겉으로 드러나는 증상보다는 환자의 내적인 세계가 더 중요하다고 보는 상당수 심리학자들은 DSM에 대한 절대적 의존이 환자의 심층적인 심리에 대한 이해를 방해하고 그들을 특정한 정신장애의 틀에 억지로 끼워 맞추는 우를 범할 수 있다고 경고하고 있다. 미국의 심리학자 크리스토퍼 레인Christopher Lane은 증상을 절대시하는 것의 위험성에 대해 다음과 같이 지적하고 있다.

… 질병들은 절대 획일적이지 않다. 그들의 증상은 환자가 겪는 고통의 원인을 밝히기에는 본질적으로 믿지 못할 안내자이기 때문이다. 증상들은 드러내는 만큼이나 감추고자 한다. 그러니까 증상을 최종적인 것으로 보거나 그 자체로서 완벽한 그림으로 보지 말고 그 이면을 찾아내는 일이 중요하다.[1]

좀 극단화시켜 말하면, 행동주의적 패러다임을 신봉하는 치료자들은 어떤 아버지가 자녀들에 대한 빈번한 체벌행동을 보이는 것은 그의 마음속에 공격성이 있어서라는 식으로 'A라는 행동=A라는 마음'이라는 단순한 1:1 도식을 선호한다. 따라서 이들은 정신장애란 곧 증상의 집합이며 정신장애의 치료란 곧 증상의 제거라고 주장한다. 반면에 상당수 심리학자들은 아버지의 빈번한 체벌행동은 그의 공격성에서 비롯될 수도 있고 자녀교육에 관한 그의 신념에서 비롯될 수도 있으며, 심지어는 자녀에 대한 사랑의 마음에서 비롯될 수도 있다고 생각한다. 즉 아버지가 빈번하게 회초리를 드는 행동을 한다고 해서 그가 자녀에 대한 공격성을 갖고 있다고 단정할 수 없듯이, 'A라는 행동=A라는 마음'과 같은 단순한 대응관계는 현실적으로 존재하기가 불가능하다는 것이다. 따라서 이들은 증상들의 집합을 정신장애로 볼 수 없으며 나아가 증상이 억제되거나

---

1 크리스토퍼 레인(Christopher Lane), 『만들어진 우울증: Shyness』(한겨레출판, 2009), 113쪽.

제거되었다고 해서 정신장애가 치료된 것으로 간주해서도 안 된다고 주장한다.

동일한 증상이라 하더라도 그것이 각기 다른 원인에 의해 발생할 수 있고, 동일한 심리라고 하더라도 그것이 항상 단일한 증상으로 표현되는 것은 아니므로 정신장애를 이해하고 진단하며 치료하는 데서 증상을 절대화하는 것은 금물이다. 그렇기 때문에 '증상이 곧 질병은 아니다'라는 사실을 잘 이해하고 있는 심리학자들은 치료의 목적을 '증상의 제거'가 아니라 그러한 증상들을 만들어내고 있는 심리적, 내면적 근원을 제거하는 것이라고 믿는다. 더욱이 치료자들은 현실에서 환자들을 상대하다 보면 DSM의 진단기준에 정확히 들어맞는 환자가 거의 없다는 사실을 금방 깨닫게 된다. 즉 환자들은 어떤 하나의 정신장애와 관련된 증상만을 갖고 있기보다는 두 가지 이상의 정신장애에 해당되는 증상들을 동시적으로 갖고 있는 경우가 많으며, 심지어는 정신장애와 관련된 증상들을 분명히 가지고는 있지만 그것들을 근거로 DSM이 정의하고 있는 특정한 정신장애로 진단을 내리기가 몹시 까다로운 경우가 있다는 것이다.

사실 정신장애를 정의하고 분류하는 가장 이상적인 기준이나 방법은 그 병인病因에 따라 분류하는 것이라고 말할 수 있다. 병인에 근거해 정신장애를 정의하고 분류할 수만 있다면 각 정신장애의 원인이 명확히 규명되는 것은 물론이고 그것을 치료하기도 한결 쉬워질 것이다. 그러나 병인에 따라 정신장애를 정의하고 분류하는 것은 현실적으로나 이론적으로나 거의 불가능한데, 그것은 통상적으로 정신장애의 원인이 단일하지 않고 아주 다양하며 동일한 병인이 각기 다른 정신장애를 만들어내는 경우가 허다하기 때문이다.

정신장애의 원인

정신장애의 원인을 크게 구분하면 다음과 같다.

① 선천적, 생물학적 원인

- 부모로부터 선천적으로 물려받은, 정신장애에 취약한 유전적 특징들.
- 태어날 때부터 있었던 뇌 손상이나 호르몬 불균형.
- 태어난 직후에 갖게 된 뇌 손상이나 호르몬 불균형.

② 심리적 원인: 양육자의 부적절한 양육, 충격적인 경험, 불우한 성장환경 등으로 인해 생겨난 유년기의 심리적 상처 혹은 외상이 특히 중요하다.

- 동기: 어린 시절에 충족되었어야 했으나 결핍되었거나 좌절된 중요한 욕구들(예: 사랑 욕구의 좌절, 통제 욕구의 좌절 등).
- 감정: 개인사 과정에서 누적된 부정적인 감정들(예: 분리불안, 처벌공포, 유기공포 등).
- 지식: 잘못 형성된 신념이나 가치관(예: 세상 사람들이 다 나를 비웃는다).

③ 사회적 원인: 불행한 역사적 경험에서 비롯된 집단 트라우마

(예: 한국인의 분단 트라우마) 그리고 건강하지 않은 사회가 강요하는 마음의 상처 등.

- 동기: 본성적인 동기의 반복적인 좌절(예: 생계를 유지하기 위해 양심을 저버려야 하는 일이 반복된다).
- 감정: 사회적 스트레스로 인해 비대해진 감정(예: 생존과 경쟁에 대한 공포, 부정의한 사회에 대한 분노).
- 지식: 잘못된 사회적 가치관(예: 여자는 일단 예뻐야 된다, 개인적 성공과 안락이 가장 중요하다, 행복은 물질적 풍요에서 온다).

오늘날의 심리학자들은 위에서 언급한 다양한 원인이 정신장애에 동시적으로 영향을 미친다는 데에 대부분 동의한다. 특정한 정신장애가 단지 하나의 원인이 아니라 여러 가지 원인에 의해 생겨난다는 견해를 프로이트는 '중복결정overdetermination'이라고 정의했으며, 오늘날의 심리학자들은 '다중적 기능multiple function의 원칙'이라고 부르기도 한다. 사정이 바로 이러하기 때문에 정신장애를 병인에 따라 정의하고 분류하는 것은 현실적으로나 이론적으로 거의 불가능하다. 하지만 그렇다고 해서 모든 정신장애를 생물학적 원인, 심리적 원인, 사회적 원인의 상호작용에 의한 결과라고 설명하는 것은 결코 바람직하지 않다. 왜냐하면 솔직히 말해서 그런 식의 두루뭉술한 설명은 정신장애의 원인에 대해 아무것도 설명하지 못하는 것이나 마찬가지인, 하나 마나 한 얘기일 뿐이기 때문이다. 그렇다면 정신장애를 어떻게 바라보는 것이 가장 효율적이고 바람직한 것일까?

2. 정신장애의 직접적인 원인은 감정이다

마음과 뇌는 하나

심리학, 뇌과학, 의학 등이 꾸준히 발전함에 따라 점차로 마음과 뇌가 하나라는 견해가 일반화되고 있다. 마음과 뇌는 분리될 수 없는 하나로 통일되어 있다. 모든 심리현상이란 생리적 차원에서는 뇌의 활동이며, 뇌의 활동이란 심리적 차원에서는 심리현상이다. 따라서 뇌를 배제한 심리란 불가능하며, 심리를 배제한 뇌란 아무 의미가 없다고 말할 수 있다. 사람이 어떤 감정을 체험하거나 생각을 하려면 당연히 뇌에서 그것을 가능하게 해주는 활동이 일어나야 한다. 예를 들면 옛 친구를 만나서 반가움과 기쁨을 느끼려면 뇌에서 그런 감정들을 생리적으로 뒷받침해주는 활동이 발생해야만 한다는 것이다. 비록 심리학자는 심리학의 언어를 사용하고 뇌과학자는 뇌과학의 언어를 사용한다는 차이는 있지만, 인간심리와 뇌는 불가분의 관계에 있으므로 두 가지 중에서 어느 하나만을 절대화하는 것은 잘못이다.

일부 몰지각한 생물학주의자들은 뇌의 변화가 심리를 바꾼다고 열변을 토하면서도 그 역의 관계, 즉 심리의 변화가 뇌를 바꿀 수 있다는 사실에 대해서는 애써 침묵하거나 외면한다. 그러나 많은 연구들이 뇌에서의 변화가 심리현상을 야기하듯이 심리의 변화 역시 뇌에 영향을 주고 있음을 보여주고 있다. 심한 경우에는 모유까지 분비하기도 하는, 상상임신을 한 여성들을 대표적인 예로 들 수 있다. 상상임신의 가장 두드러진 원인 중 하나는 아기를 갖고 싶어

하는 강력한 동기이다. 아기를 갖고 싶어 하는 강렬한 동기는 뇌의 일부인 시상하부와 뇌하수체에 생식이나 임신과 관련되는 호르몬의 분비변화를 일으켜 실제로 임신을 했을 때 나타나는 일련의 생리적 변화를 일으킨다. 아무튼 현재의 논의에서 중요한 것은 심리현상과 뇌의 활동이 심리적인 차원과 생리적인 차원에서 동시적으로 진행된다는 사실이다. 이것은 정신장애의 발병 역시 심리적인 차원과 생리적인 차원에서 동시적으로 진행될 것임을 강력히 시사해준다. 예를 들면 누군가가 외상후스트레스장애를 앓게 되려면 그 장애에 필수적인 심리에서의 변화가 발생해야 하는데, 그것이 가능하려면 동시적으로 뇌에서도 변화가 나타나야 한다는 것이다. 브렘너Bremner와 그의 동료들은 어린 시절에 신체적 혹은 성적 학대를 경험했던 외상후스트레스장애 성인환자들을 조사했는데, 이들은 정상인에 비해 좌측 해마의 용적이 극적으로 감소되어 있었다. 이 연구가 보여주듯, 신체적 혹은 성적 학대로 인한 심리의 변화는 뇌의 변화를 필수적으로 동반한다. 따라서 정신장애란 마음과 뇌가 동시적으로 손상되면서 시작되는 것이라는 추정이 가능하다. 그렇다면 정신장애의 치료 역시 마음과 뇌의 동시적인 회복에 의해서 가능해지는 것일까? 심리치료를 통해서 어떤 정신장애에 특징적인 심리적인 문제들을 하나둘씩 해결해나가면, 당연히 뇌에서도 그것에 상응하는 변화가 생겨난다. 수오미Suomi의 붉은털 원숭이rhesus monkey를 이용한 연구는 심리(관계)의 변화가 뇌에서의 지속적인 생화학적 변화를 야기했음을 보여주고 있다. 어미로부터 영아 원숭이를 강제로 떼어놓으면 이 원숭이들은 분리 불안과 관련된 이상행동을 보이는데, 이때 뇌에서는 높은 코티졸cortisol 농도를 비롯한 일련의 생화학적 변화가 측정된다. 그러나 이 영아 원숭이들을 어미에 의해서 길러진 다른 정상적인 형제들과 함께 두면 이상행동이 거의 나타나지 않는 동시에 뇌에서도 코티졸cortisol 농도가 줄어드는 등의 생화학적 변화가 나타난다. 이것은 정신장애의 발병만이 아니라 치료 역시 심리의 변화와 그것의 생리적 기초인 뇌에서의 변화가 동시적으로 진행됨으로써 비로소 가능해진다는 사실을 강하게 시사해준다.

동기, 감정, 지식과 정신장애

정신장애를 일으키는 원인이 생물학적인 것이든, 심리적인 것이든, 사회적인 것이든 간에 그것들은 모두 심리에 반영되기 마련이다. 사람은 세계와 자기 자신을 심리에 능동적으로 반영하는 존재이므로 정신장애의 다양한 원인 역시 심리에 반영될 것이고, 그렇게 됨으로써 비로소 그것들이 사람에게 이러저러한 영향을 미치게될 것이다. 따라서 '인간심리'라는 범위에 국한해 정신장애의 원인이나 그 발생·발전의 메커니즘을 한번 살펴볼 필요가 있다. 즉 정신장애의 주요한 원인이 뇌에 있는가, 유년기에 있는가 아니면 사회에 있는가의 여부와 상관없이 그것들이 인간심리 안에서 어떤식으로, 어떤 영향을 미쳐 정신장애를 유발하는지를 살펴볼 필요가 있다는 말이다.

일반인은 흔히 정신장애를 사고능력의 저하와 연결 지어 생각한다. 그러나 원칙적으로 사고능력의 저하는 정신장애의 원인이라기보다는 결과에 가깝다.

①사고능력의 저하나 장애는 정신장애의 주요한 원인이 아니다.

'사고'의 혼란이나 사고능력의 손상이 정신장애를 일으키는 경우
는 원칙적으로 없다고 말할 수 있다. 이성적 사고능력과 정신건강
은 서로 정비례하지 않는다. 정상인은 누구나 청소년기 무렵에 이
성적인 사고능력을 획득하기 때문에 정상적인 성인의 경우, 그들
사이에는 사고능력에서의 질적인 차이는 없고 오직 양적인 차이만
존재한다. 따라서 이성적인 사고를 정상적으로 할 수 없는 지적 장
애자가 아닌 이상, 사고능력이 상대적으로 높다고 해서 정신건강
이 더 우수하고 그것이 상대적으로 낮다고 해서 정신건강이 더 나
쁜 경우란 있을 수 없다. 이것은 지적인 수준이 상대적으로 떨어지
는 원시부족의 정신건강이 선진 자본주의나라 사람들보다 오히려
좋은 경우가 많으며, 티베트 사람들에 비해 지적인 사고능력이나
수준이 뛰어난 현대사회 전문직 종사자들의 정신건강이 오히려 더
열악한 경우가 많다는 사실만 보더라도 잘 알 수 있다. 물론 ADHD
나 정신분열증처럼 사고능력이 손상될 경우에는 그것이 정신장애
에 상당히 심각한 악영향을 미칠 수 있다. 그러나 뒤에서 다시 언
급하겠지만 사고능력의 손상은 일반적으로 정신장애의 직접적인
원인이라기보다는 결과이다. 즉 '열정은 판단을 흐리게 한다'는 옛
사람들의 충고가 말해주듯, 사고의 혼란이나 사고능력의 저하 혹
은 손상은 감정적 문제에서 비롯되는 경우가 대부분이라는 것이
다. 컨버그Kenberg는 경계성 인격장애 환자들이 조직적이지 못한

정신병적 사고로 퇴행하는 것이 강력한 감정의 지배를 받아서라고 정당하게 지적했는데, 이처럼 감정의 장애는 사고능력을 저하시키고 궁극적으로 손상시키는 주범이다. 우울증 환자들을 비롯한 여러 정신장애 환자들이 감정적 문제로 심각한 고통을 겪다가 사고능력에서까지 장애가 생기곤 하는 것은 바로 이 때문이다. 결론적으로 사고능력의 손상은 주로 감정의 문제에서 비롯되므로 '사고능력의 장애'는 정신장애의 직접적인 또 주요한 원인이 될 수 없다고 말할 수 있다.

② 동기는 감정을 통해 정신장애에 영향을 미친다.

인간심리의 세 가지 구성요소인 동기, 감정, 지식 중에서 동기가 가장 중요하다고 믿었던 심리학자들은 동기의 좌절이 정신장애의 주요한 원인으로 작용할 것이라고 주장해왔다. 예를 들면 성욕이 가장 중요한 동기라고 믿었던 프로이트는 성욕의 좌절이 신경증을 유발한다고 주장했으며, 사람에게는 사회적 동기가 더 중요하다고 믿었던 매슬로는 사회적 동기의 좌절이 정신장애의 원인이라고 강조했다. 동기의 좌절이 정신장애의 주요한 원인이라는 주장은 기본적으로 타당하다. 그러나 동기의 좌절이 정신장애를 유발하려면 반드시 감정을 경유해야 한다. 즉 동기의 좌절은 그에 상응하는 감정적 문제를 유발함으로써 비로소 정신장애에 영향을 미치게 된다는 것이다. 예를 들면 사회적으로 성공하고 싶다는 강렬한 동기가 좌절될 경우 사람들은 분노, 좌절감, 무력감 등의 감정을 체험한다. 만약 이런 동기의 좌절이 반복되면 사람들이 체험하게 되는 감정의 크기(양) 역시 그에 비례해 더 커질 것이고 그것이 감당하기 어려울 정도로 비대해지면 정신장애를 유발할 수 있다. 이렇게 동기의 좌절 그 자체는 직접적으로 정신장애를 유발하는 게 아니라 감정적 장애를 유발함으로써 정신장애에 영향을 미친다. 외부에서부터 오는 사회적 스트레스 역시 마찬가지다. 그것이 정신장애를 유발하려면 사람들이 사회적 스트레스를 강요하는 사건으로 인해 동기 좌절을 경험하는 데 그치지 않고 그것이 마음속에서 일련의 부정적인 감정들을 유발해야만 한다. 마찬가지로 사랑하는 누군가가 불의의 사고로 사망했다는 정보(지식)가 정신장애로 연결되려면, 제 정신으로는 감당하기 힘든 충격적인 감정을 체험해야만 한다.

③ 감정이 정신장애의 직접적인 원인이다.

지금까지 살펴보았듯이, 그 원인이 무엇이든 정신장애는 감정을 통하지 않고는 발생, 발전할 수가 없다. 따라서 감정을 정신장애의 유일한 원인 혹은 최초의 원인이라고 말할 수는 없겠지만 그것을 정신장애의 직접적인 원인이라고는 말할 수 있다. 한마디로 정신장애란 본질적으로 감정장애인 것이다. 감정이 정신장애의 직접적인 원인으로 작용하고 있음은 DSM조차 대부분의 정신장애들을 감정과 관련된 '기분장애'나 '불안장애'로 분류하고 있다는 사실을 통해서도 간접적으로 확인할 수 있다.

왜 감정인가?

여기에서는 감정에 관한 논의를 모두 다 소개할 수는 없으므로,

'감정'이 왜 정신장애의 직접적인 원인이 될 수 있는지에 대해서만 간략히 살펴보고 넘어가기로 하자.

① 태초에 감정이 있었다.

사람은 '동기'를 실현하기 위해 살아가는 존재라고 할 수 있다. 그런데 사람이 자기의 동기를 원만히 실현하기 위해서 개발한 최초의 능력이 바로 감정능력이다. 사람은 왜 감정능력부터 우선적으로 발전시키게 되었을까? 동물과 마찬가지로 사람은 이성적 사고능력을 가지기 이전부터 초보적인 감정능력을 가지고 있었다. 즉 사람의 원초적인 감정들은 사람이 유인원에서 인간으로 진화하기 이전부터 갖고 있었다는 것이다. 동물을 비롯한 유기체들이 감정능력을 개발했던 것은 무엇보다 생존을 위해서였다. 잘 알려져 있듯이, 유기체의 생존을 위해서 필수적인 것은 적절한 '접근-회피' 반응인데, 감정이 바로 이것을 가능하게 해준다. 감정이란 기본적으로 어떤 대상을 맞닥뜨렸을 때, 그 대상에 접근할 것인가 아니면 도망칠 것인가의 '접근-회피' 반응을 가능하게 해주기 위해 개발되었다. 예를 들면 풀을 뜯어먹고 있던 사슴은 호랑이가 나타나면 즉시 도망치기 시작하는데, 그런 빠른 도피행동이 가능한 것은 사슴이 호랑이를 보는 순간 두려움을 느끼기 때문이다. 만일 사슴에게 감정능력은 없는 대신 이성적인 사고능력이 있다면 호랑이가 나타나는 순간, 사슴은 '저건 뭐지? 흠, 호랑이군. 호랑이라면 초식동물인 나를 잡아먹으려고 할 테니 도망쳐야겠군'과 같은 일련의 논리적인 사고를 할 수 있을 것이고 그런 사고를 할 수 있는 능력도 도망치는 행동을 유발할 수 있다. 하지만 아주 짧은 순간일지라도 멀뚱히 서서 그런 일련의 사고를 하고 있다가는 사슴이 호랑이한테 잡혀 먹힐 가능성은 매우 높아질 것이다. 이 예가 말해주듯, '사고'를 통한 접근-회피 반응보다는 '감정'에 의한 접근-회피 반응이 훨씬 더 신속하고 강력하다. 결론적으로 적절한 접근-회피 반응을 일으키는 데 최적화되어 있는 감정은 사람의 원초적인 감정과 행동을 좌우하기 때문에 사람에게 강력한 영향을 미친다고 말할 수 있다.

② 감정 없이는 사회관계도 없다.

똑똑하기로만 치면 컴퓨터나 스마트폰이 강아지나 고양이보다 훨씬 낫다. 그렇지만 사람들은 컴퓨터나 스마트폰을 쓰다듬어주지도 않고, 컴퓨터나 스마트폰을 껴안고 자지도 않는다. 반면에 사람들은 지적 능력에서는 컴퓨터나 스마트폰보다 훨씬 못한 강아지나 고양이는 귀엽다고 쓰다듬어주고 꼭 껴안은 채 자기도 한다. 왜 그럴까? 그것은 기계는 감정이 없지만 포유류, 특히 반려동물은 초보적인 사회적 감정능력을 가지고 있어서다. 포유류는 옆의 동료가 고통스러워하면 그 고통에 공감할 수 있는 능력이 있다. 주인이 실의에 빠져 있으면 강아지도 같이 우울해하고 심지어는 강아지가 주인을 격려(?)해주기 위해 얼굴을 핥기도 하는 것은 그래서다. 아무튼 사회관계가 가능하려면 최소한의 감정능력이 필수적인데, 사람은 동물과는 비교할 수 없을 정도로 다양하고 섬세한 사회적 감정들을 가지고 있다.

사람은 다양한 사회적 감정을 가지고 있기 때문에 원만하게 사회관계를 맺을 수 있다. 물론 이러한 복잡하고 수준 높은 사회적 감정들을 소유하기 위해서는 이성적 사고능력(지적 능력)이 필수적이다. 예를 들면, 추상적인 개념이나 사회현상을 이해할 수 있는 사고능력이 없다면 어떤 사회적 상황에서 체험하게 되는 자기의 감정이 수치감인지 아니면 좌절감인지를 알 수가 없다는 것이다. 아무튼 제아무리 뛰어난 사고능력을 가지고 있더라도 사회적 감정이 없으면, 정상적인 사회관계를 맺는 것이 불가능하다. 이것은 사고능력은 정상이지만 감정능력이 심각하게 손상된 사이코패스가 정상적인 사회관계를 맺을 수 없다는 사실을 통해서도 분명하게 확인할 수 있다.

감정, 특히 사회적 감정이 사회관계에 극히 중요한 만큼 감정에 장애가 생기면 대인관계 혹은 사회관계에서도 필연적으로 장애가 생긴다. 즉 감정장애는 곧 대인관계의 장애, 사회활동의 장애와 직결된다는 것이다. 모든 정신장애가 크건 작건 간에 반드시 대인관계에서의 장애를 동반하는 것은 바로 이것과 관련이 있다.

③ 감정은 심리적 에너지다.

심리적 에너지란 '사람의 활동을 가능하게 해주는 힘 혹은 능력'이다. 사람의 활동을 포함하는 세계의 모든 활동 혹은 운동은 에너지 없이는 발생, 발전할 수 없다. 그런데 특이하게도 자연과학 분야에서 '에너지'라는 개념을 사용하는 것에 대해서는 문제를 제기하지 않는 이들도 '심리적 에너지'라는 심리학적 개념에 대해서는 거부반응을 보이곤 한다. 이들이 거부감을 보이는 까닭은 아마도 심리적 에너지를 그 어떤 관념론적인 개념으로 이해해서일 것이다. 그러나 심리학에서 언급하는 심리적 에너지는 아무런 물질적 기초가 없는 순수 관념론적인 개념이 아니다. 앞에서 심리현상이 물질적으로는 곧 뇌의 활동임을 지적한 사실을 통해서도 쉽게 유추할 수 있겠지만, 심리적 에너지란 물질적으로는 뇌를 포함하고 있는 신체의 활동에 다름이 없다.

사막에서 길을 잃어 헤매다가 탈진해서 쓰러진 사람들을 벌떡 일으켜 세울 수 있는 것은 무엇일까? 아마 누군가가 '저 앞에 오아시스가 있다'고 외치면 손가락 하나 움직일 수 없었던 사람이 벌떡 일어나 달려 나갈지도 모른다. 그런데 이런 극적인 행동이 가능하려면 '희망'을 품게 되는 것과 같은 심리에서의 변화만이 아니라 몸에서도 분명히 변화가 있어야만 한다. 즉 희망이 사람의 활동을 가능하게 해주는 심리적 에너지의 역할을 하기 위해서는 신체에서의 물질적 운동이 꼭 필요하다는 것이다. 그렇다면 사람의 신체에서의 의미 있는 변화 혹은 운동을 일으킬 수 있는 심리는 무엇일까? 그것이 바로 감정이다. 물론 동기나 사고도 신체에 일정한 변화를 일으킬 수 있다. 그러나 지겨운 일상에서 탈출해 여행을 떠나고 싶어 하는 동기 그 자체는 의미 있는 신체적 변화를 일으키지 않는다. 그런 동기로 인해 현재의 상황에 대해 느끼는 지루함, 짜증과 같은 감정 그리고 여행을 상상할 때 느끼는 해방감이나 행복감과 같은 감정만이 의미 있는 신체적 변화를 일으킬 수 있다. 지식 혹은 생각도 마찬가지다. 머릿속으로 1+1=2라는 생각을 할 때, 물론 뇌 안에서 일정한 생리적 활동이 일어나겠지만, 그런 생각 자체는 의미 있는 신체적 변화를 일으키지 않는다. 하지만 그런 생각이 또 다른 무엇인가를 연상시키고 그것으로 인해 감정이 유발되면 의미 있는 신체적 변화가 나타날 수 있다.

감정은 자기가 원하는 바를 인식한 결과인 동기, 어떤 대상의 특징 등을 인식한 결과인 지식과는 달리 자기의 몸에서 나타나는 의미 있는 신체적 변화를 인식한 결과이다. 예를 들면 마음에 드는 이성을 만남으로써 심장이 평소보다 빨리 뛰게 되는 것을 인식한 결과가 사랑의 감정이고 가슴이 답답해지면서 얼굴이 붉어지는 것을 인식한 결과가 부끄러움이나 수치감인 것이다. 결론적으로 인간심리의 세 가지 구성요소 중에서 오직 감정만이 의미 있는 신체적 변화를 일으키는데, 그런 변화는 사람의 활동을 가능하게 해주는 물질적 운동이므로 감정은 심리적 에너지의 역할을 한다고 말할 수 있다. 참고로, 감정이 곧 심리적 에너지이므로 임상심리학자들이 흔히 사용하는 '정동情動'이나 '역동力動'이라는 개념 역시 관념론적인 개념이 아니라 사람의 몸 안에서 진행되는 물질적 운동에 의해 뒷받침되는 감정변화를 의미한다고 이해할 필요가 있다.

대뇌피질의 통제를 받는 피질하신경과정과 연관되어 있는 감정 체험의 생리적 기초인 신체적 변화과정 혹은 신체적 반응과정을 도식화하면 다음과 같다.

감정을 일으키는 대상 → 대뇌피질에 신경흥분을 유발 → 신경흥분이 피질하에 작용 → 자율신경계와 내장기관의 활동을 통제하는 중추에 작용 → 다양한 생리적 변화(심장, 혈관, 호흡기관의 활동, 골격근육의 상태와 활동의 변화) → 혈액순환의 속도와 호흡, 내분비선 활동에서의 변화

감정이 심리적 에너지의 역할을 한다는 것은 감정이 사람의 활동을 가능하게 해주는 데서 결정적인 역할을 담당하고 있다는 사실에 의해서도 확인된다. 다마지오Damasio는 『데카르트의 오류』(1994)라는 저서에서 뇌 손상으로 감정능력을 상실한 환자들의 사례를 소개하고 있는데, 이 환자들은 팔다리의 운동기능이나 언어능력, 기억력, 계산 능력과 같은 지적 능력은 정상이지만 감정능력이 손상되어서 정상적인 생활을 하지 못한다. 단지 감정능력만 손상되었을 뿐임에도 정상적인 생활을 하지 못했던 것은 이들이 좋다거나 싫다는 감정조차 정상적으로 느낄 수가 없어서 무엇인가를 선택하거나 결정할 수가 없었기 때문이다. 예를 들면 이 환자들은 아침에 일어나서 출근할 때 어떤 옷을 입어야 할지 결정을 하지 못해서 우왕좌왕한다.[2]

지금까지의 논의에서 핵심은 감정이 의미 있는 신체적 변화를 인식한 결과라는 사실이다. 이것은 감정이 육체적 병만이 아니라 정신장애의 직접적인 원인임을 강력히 시사해준다. 왜 그런가? 사람의 마음속에서 특정한 감정이 과도해지면 나쁜 쪽으로의 신체적

---

2 최현석, 『인간의 모든 감정』(서해문집, 2011), 62~64쪽.

변화가 만성화될 것이고 그것은 장기의 손상이나 호르몬의 불균형 등을 초래할 수 있다. 나아가 이런 나쁜 쪽으로의 신체적 변화는 궁극적으로 뇌에도 손상을 가져올 가능성이 크다. 단순하게 말하면, 심장에 나쁜 영향을 주는 공포를 반복적으로 체험할 경우 심장을 비롯한 장기들이 손상되고 그것의 결과이든 그것과 동시적으로 진행되든 간에 뇌 역시 손상됨으로써 정신장애가 발생하는 흐름이 가능하다는 것이다. 예를 들어서 이를 도식화하면 다음과 같다.

> 반복적인 사회적 스트레스 → 부정적인 감정의 누적 → 심신의 변화(심리변화 + 심장을 비롯한 장기나 호르몬 활동 등에서의 변화 + 뇌의 변화) → 심신의 손상(병적인 심리상태 + 몸의 병 + 뇌 손상) → 정신장애

이런 흐름은 부정적인 감정의 누적이나 특정 감정의 과잉이 지속되면 필연적으로 정신장애 나아가 뇌 손상을 포함하는 신체적 병을 야기할 것임을 의미한다. 즉 감정의 문제가 심해지면 심해질수록 정신장애와 육체적 병을 동시적으로 앓게 될 가능성이 높아진다는 것이다.

감정을 몸의 병만이 아닌 정신장애—몸의 병과 정신장애는 동전의 양면이라고 할 수 있다—의 주요한 원인으로 보는 견해는 그동안 인류역사 속에서 꾸준히 제기되어왔다. 일찍이 2세기경 그리스의 전설적 의사였던 갈렌Claudius Galen은 감정(마음)이 부조화를 이룰 때 병이 생긴다고 주장한 바 있으며, 캔더스 퍼트Candace Pert 같은 현대의 신경과학자는 불안, 우울, 적개심과 같은 부정적 감정들

이 면역계통에 직접 영향을 미쳐 질병을 야기한다는 가설을 제기하기도 했다. 그리고 뒤에서 자세히 살펴보겠지만 병에 대한 동양적 혹은 한의학적 시각 역시 이와 대동소이하다. 한의학은 기본적으로 사람이 마음, 특히 감정을 다스리지 못해서 병이 생긴다는 입장을 가지고 있는데, 이는 지금 시점에서 보더라도 감정에 대한 심리학적 연구결과들에 의해 뒷받침되고 있는 합리적이고 과학적인 이론이라고 평가할 수 있다.

3. 정신장애에 영향을 미치는 중요 감정들

어떤 대상에 대한 접근-회피 반응을 결정하는 것이 감정이라는 말은 곧 사람이 긍정적인 감정에는 접근하고 부정적인 감정은 회피하려 한다는 것을 의미한다. 다시 말해 사람은 본능적으로 긍정적인 감정은 적극적으로 체험하려 하는 반면 부정적인 감정은 회피하려 한다는 것이다. 그런데 회피해야 할 어떤 외부의 대상을 만날 경우에는 도망치면 그만이지만, 외부의 자극이나 대상과는 별상관없이 유발되는 부정적인 감정을 회피하기 위해 어디론가 도망친다는 것은 사실상 불가능하다. 그래서 사람들은 이러한 부정적인 감정을 회피하기 위해 억압, 전치, 투사, 합리화와 같은 심리적 '방어기제'들을 만들어내고 사용한다. 어떤 이들은 방어기제를 일반적이지 않은 아주 특별한 심리현상이라고 잘못 이해하기도 하는데, 사실 부정적인 감정을 방어하기 위해서 사용하는 심리적 책략이나 방법 등이 굳어지고 습관화될 경우 그것들이 모두 방어기제가 될 수 있다. 예를 들면 누군가가 대인관계에서 빈번하게 체험하는 두려움을 회피하기 위해 괜히 남들을 칭찬하다가 그것이 습관화되면, '칭찬'까지도 방어기제가 될 수 있다. 방어기제는 부정적인 감정을 근원적으로 제거하는 게 아니라 그것을 일시적으로 또 불완전하게 방어하는 역할만 하므로 방어기제로는 부정적인 감정이 초래하는 문제들을 올바로 해결할 수 없다. 따라서 방어기제의 남용은 정신건강에 좋지 않으며, 심한 경우에는 인격의 변형을 초래함으로써 정신장애를 유발하기도 한다.

정신장애와 밀접한 관련이 있는 감정들은 아주 많지만, 여기에서는 3가지 감정에 대해서만 간략히 살펴보기로 한다.

① 두려움

감정은 그 세기와 지속성에 따라 격정과 기분[3]으로 구분된다. '격정'이란 폭발적으로 일어나며 비교적 짧은 시간 내에 체험되는 감정이다. 즉 격정은 짧고 강하게 체험되는 감정 상태로 환희, 감격, 분개, 격노, 공포, 절망 등이 여기에 포함된다. 기분은 외부에 잘 드러나지 않지만 격정은 외부에 뚜렷이 나타난다. 격정은 강한 신체적 변화를 동반하므로 맥박, 호흡, 얼굴표정 등에 선명하게 나타날 수밖에 없다. 격정상태에서 사람들은 격정을 일으킨 대상에 주

---

3 정확히 말하자면 기분, 격정, 열정으로 구분되는데 여기에서는 논의상 열정을 제외했다. 이 주제에 관심이 있는 독자는 『새로 쓴 심리학』(김태형, 세창출판사, 2009)의 '감정' 편을 참고하라.

의를 집중하며 감정에 따라 말하고 행동하게 된다. 기분이란 비교적 오랫동안 지속되는 그리 강하지 않은 감정이다. 불안이나 슬픔처럼 기분은 길게 가는 대신 격렬하지는 않다. 기분은 사람들이 살아가면서 가장 일상적으로 또 지속적으로 체험하고 있는 감정이라 할 수 있다.

두려움은 그것이 격정의 형태로 체험되는가 아니면 기분의 형태로 체험되는가에 따라 '공포'와 '불안'으로 구분된다. 두려움이 폭발적으로 짧게 나타나는 것이 '공포'라면, 두려움이 폭발적이지는 않지만 오랫동안 지속되는 것이 '불안'이다. 그렇기 때문에 심리학에서는 불안을 '만성화된 공포' 혹은 '예기공포'로 정의하기도 한다. 공포와 불안, 즉 두려움은 단지 육체적 생존만이 아니라 사회적 생존까지 위협할 수 있기 때문에 정신장애의 발병과 경과에 커다란 영향을 미치게 된다.

정신분석학 혹은 역동정신의학은 '불안Anxiety'이라는 감정을 수단으로 하여 생겨났다는 말이 있을 정도로, 불안은 정신장애와 불가분의 관계에 있다. 이것은 DSM이 공황장애, 공포증, 강박장애, 외상후스트레스장애, 급성스트레스장애, 범불안장애 등을 모두 '불안장애'로 분류하고 있는 것만 보더라도 잘 알 수 있다. 정신분석학적 전통에 입각해 있는 심리학자들은 불안을 그 발달단계에 따라 붕괴불안disintegration anxiety, 피해불안persecutory anxiety, 대상상실 불안fear of loss of object 혹은 분리불안separation anxiety, 애정상실 불안fear of loss of love, 초자아 불안superego anxiety(처벌 불안을 의미한다)으로 구분하기도 한다.

② 무가치감

사람에게는 육체적 생명만이 아니라 사회적 생명도 있는데, 이 중에서 사회적 생명이란 곧 그 사람의 사회적 가치라고도 말할 수 있다. 자신이 사회적 가치가 있다고 믿는 사람은 사회적 생명이 유지되고 자라난다고 느끼는 반면, 사회적 가치가 없다고 믿는 사람은 사회적 생명이 죽었거나 정지되었다고 느낀다. 이 경우 전자의 사람은 '자존감'(사회적 가치가 있는 스스로를 존중하는 감정)을 가시는 반면, 후자의 사람은 '무가치감'(자신이 사회적 가치가 없는 사람이라고 느끼는 감정)을 가지게 된다. 비록 '자존自尊'의 핵이 '사회적 가치'에 있음을 뚜렷이 밝히지는 못했지만, 자기심리학의 창시자인 코헛 Kohut은 '자존심'이 정신장애의 주요한 발병원인 중 하나라고 강조함으로써 기존의 심리학자들이 그다지 주의를 돌리지 않았던 자존심(자존감)이 정신장애 나아가 인간심리에서 차지하는 중요성을 부각시키는 데 기여했다.

무가치감은 사회로부터 버림받을 것이라는 두려움, 즉 사회적 유기공포를 유발함으로써 어린 시절의 유기遺棄공포까지 되살릴 수 있다. 이럴 경우 어린 시절의 유기공포와 무가치감은 서로가 서로를 자극하는 악순환의 관계를 형성하게 된다. 자식을 학대하는 부모일지라도 그런 부모라도 있는 것이 부모가 아예 없는 것보다는 낫다는 극단적인 말을 하는 심리학자까지 있을 정도로 유기공포는 치명적이므로 무가치감이 유기공포와 결합될 경우 그 악영향은 매우 심각하다. 무가치감과 유기공포의 결합은 자신의 사회적 생명이 끝장났다는 사회적 유기공포에 더해 부모로부터 버림받았다는 무의식적 유기공포까지 유발하기 때문이다.

　무가치감이 심한 사람—당연히 자존감이 낮은 사람이다—은 버림받는 걸 두려워해서 타인들을 과도하게 통제하거나 제어하려 하고, 무시당하는 걸 두려워해서 타인들에게서 잘못과 결함을 찾아내는 데 집착하며, 낮은 자존감을 보상하기 위해 자신이 전지전능하다는 환상에 매달리거나 자기과시에 열중하는 경향이 있다. 오늘날의 한국처럼 개인주의적 경쟁은 치열한 반면 사회적 안전망은 부실한 사회에서는 무가치감과 사회적 유기공포가 한층 악화될 수 있다.

③ 무력감

　자기의 삶을 스스로 통제하려는 동기 나아가 세상을 통제하려는 동기가 반복적으로 좌절되거나 자기의 능력으로는 도저히 감당할 수 없는 충격적인 사건을 경험한 사람들은 '나에게는 내 삶 혹은 세상을 바꿀 힘이 없다'는 무력감에 젖어들기 쉽다. 무력감이 심해지면 자기불신감이나 자기혐오감, 무가치감과 같은 감정들이 연쇄적으로 유발되고 그 결과 심각한 의욕상실이 초래되므로 사람들은 어떠한 도전도, 시도도 하지 않게 된다. 통속적으로 표현하면, 감옥 문을 열어서 아름다운 새 세상을 보여주더라도 문밖으로 한 발짝도 옮기지 못하는 사람이 되고 마는 것이다.

　무력감은 세상을 향해 터뜨려야 할 정당한 분노조차 표현하지 못하게 만들기 때문에 무력감이 심한 사람은 분노를 자기 자신에게 돌림으로써 자기를 학대하고 파괴하게 될 위험이 있다. 우울증 환자에게서 빈번히 나타나는 자기비하나 자기학대가 바로 이와 관련된다.

사람이 두려움, 무가치감, 무력감과 같은 부정적인 감정들을 전혀 체험하지 않는다는 것은 불가능하며 또 그럴 필요도 없다. 이런 부정적인 감정들도 다 사람한테 필요한 감정이니까 어느 시점에 생겨났고 지금까지 존재하게 되었을 것이기 때문이다. 하지만 부정적인 감정은 물론이고 긍정적인 감정일지라도 그것이 비정상적으로 과도해지면 마음의 병을 유발할 수 있다. 즉 어쩌다 한 번씩, 잠깐씩 두려움이나 무력감을 체험하는 건 괜찮지만 그런 감정이 지나치게 강하거나 만성화되면 정신장애로 이어질 수 있다. 아마도 마음을 다스리는 것이 가장 중요하다고 옛 성현들이 누누이 강조했던 이유가 바로 여기에 있을 것이다.

4. 통합적 치료의 중요성

정신장애의 직접적인 원인이 '감정'이라는 견해에 동의할 수 있다면, 감정을 중심으로 정신장애를 고찰해야 그 본질로 접근할 수 있으며 정신장애의 치료는 감정적 문제의 해결에 집중되어야 한다는 주장에도 동의할 수 있을 것이다.

정신장애가 뇌 손상이나 호르몬 불균형에서 비롯된다고 굳게 믿는 생물학적 패러다임이 득세함에 따라 한때는 정신장애를 약물로 능히 치료할 수 있으며 또 약물로 치료해야만 한다는 잘못된 주장이 널리 받아들여진 적도 있었다. 그러나 정신장애에는 다양한 원인이 복합적으로 영향을 미치며, 신체에 직접 작용하는 약물만이 아니라 심리를 변화시키는 심리치료도 뇌를 포함하는 신체의 회복을 촉진한다는 사실이 밝혀짐에 따라 최근에는 심리치료와 약물치료를 병행하는 '통합치료'가 일반화되고 있다. 즉 '약만 먹으면 공황장애를 치료할 수 있다'—정신과 약으로 제거하거나 억제하는 것은 정신장애 그 자체가 아니라 정신장애의 증상들일 뿐이다—고 떠들어대는 일부 무식쟁이나 약장사들을 제외하고는 대부분의 치료자들이 통합치료를 당연한 것으로 여기게 되었다는 것이다. 물론 각각의 사례에 따라 약물이 중심이 되고 심리치료가 보조역할을 하는 경우가 있고, 심리치료가 중심이 되고 약물이 보조역할을 하는 경우가 있을 것이다. 하지만 아주 특수한 경우를 제외하고는, 한 가지 치료만을 고집하는 것보다는 심리치료와 약물치료를 병행하는 것이 훨씬 더 효과적이다.

심리치료와 약물치료를 병행하는 통합치료가 효과적이라는 데에 동의하더라도 한 가지 더 생각해봐야 할 문제가 남아 있다. 현재 정신장애를 치료하는 데 사용되는 약은 전적으로 서구 선진국들에서 개발되고 있다. 그런데 문제는 정신과 약을 일부 선진국들이 독점하고 있다는 사실은 차치하고라도 그런 약들이 그다지 만족할 만하지 않다는 데 있다.

우선 현재 널리 사용되고 있는 정신과 약들의 효능이 그다지 뛰어나지가 않다. 정신과 약은 약 3분의 1의 환자들에게만 충분한 정도로 증상을 억제하는 효과가 있고, 3분의 1에서는 그 효과가 가변적이며, 나머지 3분의 1에게는 별 효과가 없다. 즉 정신장애의 완치는 고사하고 그 주요 증상들을 억제하는 것에 국한시켜보더라도 정신과 약의 효과가 전반적으로 약 50% 선에 머물고 있다는 것이다. 항우울제로 12주간의 치료를 했더니 단지 40% 정도의 환자에게서만 효과가 있었다는 연구, 정신분열증 환자들이 병원에서 퇴원해 외래치료를 받는 경우 퇴원 2년 후의 항정신병약물의 효과가 26% 정도에 불과하다는 연구 등은 현재 널리 사용되는 정신과 약의 효능이 그다지 뛰어나지 않다는 것을 보여준다. 2002년, 제약회사들이 의약품 허가를 받기 위해 미국의 FDA에 제출했던 수치들에 대해 엄격한 조사를 진행했던 연구자들은 팍실, 프로작, 졸로프트, 기타 SSRISelective Serotonin Reuptake Inhibitors(선택적 세로토닌 재흡수억제제)들의 효과가 위약군(당의정)에 비교해 무시할 만한 수준이라는 결과를 얻었고 그에 따라 해당 의약품들이 우울증이나 불안장애의 치료제로 승인되지 말았어야 했다고 주장했다.[4]

다음으로 현재 사용되고 있는 정신과 약들은 부작용이 심하다. 항우울제나 사회공포증 치료제로 사용되는, 강력한 항콜린 작용을 하는 팍실을 대표적인 예로 들 수 있다. 팍실은 접근-회피 반응, 땀의 양, 침이나 눈물을 생산하는 능력 등 여러 가지 본능적인 활동을 조절하는 중추신경계의 하나인 콜린성계 수용체들을 차단한다. 그러나 이 약은 극단적인 스트레스와 일상적인 스트레스를 구별할

4 크리스토퍼 레인(Christopher Lane), 『만들어진 우울증: Shyness』(한겨레출판, 2009), 199쪽.

만큼 선택적으로 작용하지 않고 콜린성계를 모조리 차단하기 때문에 뇌와 신경계는 일상적인 스트레스와 만성적인 불안을 구별하지 못하게 된다. 게다가 콜린성계는 팍실이 수용체를 모조리 차단하면 무엇인가 잘못되었음을 감지하고는 신체적 균형을 회복하기 위해 새로운 수용체들을 만들어내려 한다. 이로 인해 신경계의 상태가 전체적으로 나빠지고 스트레스와 불안을 구별하는 능력은 더욱 떨어진다. 팍실의 복용은 구강 건조, 변비, 식욕 감소, 졸음, 떨림, 성욕 감소, 하품, 비정상적인 사정, 여성 생식기 장애, 발기부전 등의 부작용과 흥분, 불안, 두통, 떨림, 혼란, 설사, 구토, 구역질, 발한 등의 후유증과 금단증상을 유발한다. 이 때문에 상당수의 환자 (16.1~20%)들은 이 약을 복용한 지 몇 달 뒤에 치료를 중단하며 그 후에 이전보다 더 악화되었다고 느낀다. 엄밀히 말하면 정신과 약 치고 부작용이 없는 약은 없다고 할 수 있는데, 더욱 걱정되는 것은 그런 약들이 현재까지 알려진 부작용 말고도 또 다른 부작용을 유발할 가능성이 있다는 점이다.

앞으로 효능은 더 뛰어난 반면 부작용은 덜한 약이 많이 개발되면 정신과 약이 가지고 있는 이런 문제점들이 상당 부분 해결될지도 모른다. 그러나 서양의학은 빈대를 잡기 위해 초가삼간을 다 태워버리는, 달리 비유하자면 어떤 마을에 테러리스트가 잠입하면 그 테러리스트를 죽이기 위해서 마을을 통째로 폭격해버리는 철학에 기초하고 있어서 그런 약이 개발될 수 있을지 의문이다. 이런 점에서 나는 마을에 테러리스트가 들어오지 못하거나 머무르지 못하게 만들기 위해 마을사람들의 힘을 키워주어야 한다는 철학을 가지고 있는 한의학이 우수한 정신과 약을 개발하기 위해 노력해야 한다고 생각한다. 한국에서 생산되는 약재가 우수하다는 사실은 익히 잘 알려져 있는데, 이러한 약재들을 이용해 정신장애에 효과적인 약을 개발할 수 있다면 마음의 병으로 고생하는 한국인에게도 물론이고 인류에게도 크게 기여할 수 있을 것이다. 나아가 그것은 정신과 약을 거의 전적으로 서구 선진국에게 의존하는 문제를 해결하고 한국에서 개발된 약을 수출하게 됨으로써 국익증진에도 도움이 될 것이다. 부디 가까운 미래에 심리치료와 한의학적 약물치료를 병행하는 새로운 통합치료의 길이 열리기를 바란다.

5. 한의학과 정신장애

정신장애에 대한 한의학적 관점

한의학은 전통적으로 몸의 병을 이해하는 데 정신적인 부분을 강조해왔으며, 그에 따라 사람의 감정 상태를 특별히 중요시했다. 특히 음양오행설陰陽五行說 등 동양철학의 기초이론이 체계화되면서 인체를 음양오행의 관점에서 바라보는 한의학적 사고가 확립되었고, 도가와 같은 학파들의 영향으로 자연순응 사상과 더불어 심신의 안정을 건강의 중요 지표로 삼게 되었다.

한의학의 고전 중 하나인 『황제내경黃帝內經』은 음양오행설을 기반으로 대자연에 귀의하는 우주론적 입장에서 인체관, 생명관을 확립하고 음양의 조화를 가장 중시하였으며, 정신을 우위에 두는 한방정신의학의 기본 근간에 대해 설명하고 있다. 특히 황제내경은 정신과 육체가 불가분의 관계에 있으며 심신의 기능이 모두 하나의 생명활동이라는 관점에 입각해 오장五臟과 정신精神을 결부시켜 그 생리와 병리를 논하고 있다. 즉 심리활동의 기반을 오장五臟에 두고, 칠정七情이 그것과 각각 대응하는 오장을 손상시키는 것으로 보았다. 한마디로 사람을 부분으로 쪼개질 수 없는 하나의 전일적인 생명체로 이해하면서 육신을 지배하는 것은 정신이라는 정신 우위의 입장을 분명히 밝힌 것이다.

한의학적 치료와 관련해서는 다음과 같은 고전적인 견해들이 있다. 우선 『음양응상대론陰陽應象大論』은 오지와 칠정의 과상, 즉 과도한 감정으로 인한 병을 그것과 상극되는 감정을 유발케 함으로써 안정시킬 수 있다고 주장했고, 『이정변기론移精變氣論』은 병을 유발하는 정신적인 원인 및 갈등을 성찰하여 그것을 해결하는 것이 치료의 요령임을 강조하고 있다. 결론적으로 동양에서는 감정을 병의 주요 원인으로 보면서 치료에 있어서도 감정 이상의 치유 나아가 정신적인 원인의 해결─현대의 심리치료 이론과 본질적으로 동일하다─을 중요하게 여겼다고 말할 수 있다.

심신의 병에 관한 한국의 한의학적 이론은 『동의보감東醫寶鑑』이나 『동의수세보원東醫壽世保元』에도 잘 설명되어 있다. 조선시대에 편찬된 『동의보감』은 인체를 구성하고 있는 가장 중요한 기본요소들을 정精, 기氣, 신神으로 보았다. 즉 물질의 기초가 되는 정精, 물질을 기반으로 하는 에너지에 해당하는 기氣 그리고 정신을 주관하는 신神이라는 3가지 요소에 근거해 사람을 바라봄으로써 병을 이해하는 데서 단순히 신체만이 아닌 정신과 육체 모두를 중요시하는 관점을 확립했다. 『동의보감』은 또한 정신적인 생리와 경계驚悸, 정충怔忡, 건망健忘, 전간癲癇, 전광癲狂, 탈영脫營, 실정失精과 같은 정신장애들에 대해 구체적이고 실용적인 치료법을 제시하고 있다.

이제마의 사상의학四象醫學도 한국의 한의학을 독창적인 학문으로 발전시키는 데 크게 기여했는데, 그는 저서인 『동의수세보원』에서 태음太陰, 태양太陽, 소음少陰, 소양少陽의 사상 체질을 언급하면서 이 4가지 체질을 구분하는 가장 큰 기준으로 인간의 성정性情을 꼽았다. 이제마는 희喜, 노怒, 애哀, 락樂의 4가지 감정을 인체 생리 및 병리의 중요 기전으로 이해했고 치료법에 있어서도 신체적 증상뿐 아니라 체질에 따른 정신적인 안정을 강조했다. 즉, 4가지 체질을 구분하는 중요한 기준으로 감정을 제시했고 그러한 감정의 차이에 기초해 체질의 차이를 설명하면서 치료법 및 양생법을 기술했던 것이다. 이렇듯 예로부터 한의학 치료법에서는 신체적 증상만이 아닌 정신적인 상태를 중요시하였으며, 특히 감정 상태를 잘 다스리는 것을 중요하게 강조하여 왔다.

정신과 신체의 관계

지금까지 살펴보았듯이, 한의학에서는 정신과 신체가 불가분의 관계에 있으며 서로 긴밀하게 상호작용하는 것으로 파악해왔다. 즉 마음의 병, 신체의 병을 질이 다른 별개의 병으로 바라보았던 것이 아니라 상호 간에 긴밀한 영향을 주고받는 불가분의 관계에 있는 하나로 이해했다는 것이다. 이러한 한의학적 이해는 자연스럽게 감정의 문제가 신체적 증상에 영향을 주고 신체적 문제가 감정 상태에 영향을 주는 식으로 심리와 몸이 유기적으로 연결되어 있다는 견해로 이어졌다. 감정과 신체에 대하여 좀 더 자세히 알아보면 다음과 같다.

① 오장五臟과 칠정七情 － 감정과 그것을 주관하는 장부

한의학에서는 인체의 주요 장부인 간, 심, 비, 폐, 신을 오장五臟으로 인간이 느끼는 일곱 가지 기본감정인 희, 노, 우, 사, 비, 공, 경을 칠정七情으로 규정하고 있다. 그리고 이러한 장부와 감정을 음양오행학적 관점에서 분류하여 각각의 장부가 해당하는 감정을 주관하고 있는 것으로 이해한다. 즉 간肝은 노怒를, 심장心은 희憙를, 비脾는 사思를, 폐肺는 우憂와 비悲를, 신腎은 공恐과 경驚을 주관하며, 각각의 장부와 그것이 주관하는 감정이 서로 영향을 주고받는다는 것이다.

참고로 정신적으로 가장 중요한 신神은 생명체를 주관하며 칠정을 통섭하는 주체인데, 이를 주관하는 장부가 바로 심心이므로 심心은 인간심리와 가장 중요하고 밀접한 관련이 있는 장부라고 할 수 있다. 이 외에 감정을 혼魂, 백魄, 의意, 지志로 나누어 각각 간, 폐, 비, 신이 주관하는 것으로 바라보고 있다.

② 칠정상七情傷 － 감정에 따른 신체적 증상

감정 이상에 따른 신체적 증상 및 병리적 손상을 일컬어 칠정상七情傷이라고 한다. 즉, 칠정상이란 과도한 감정이 신체에 직접적

으로 손상을 주는 법칙을 이론화한 것으로서 구체적으로는 희, 노, 우, 사, 비, 공, 경의 일곱 가지 감정의 이상이 유발하는 신체적, 정신적 병리를 의미한다. 특히 눈여겨봐야 할 대목은 정신과 신체가 서로 유기적으로 연결되어 있어서 감정 상태가 신체에 영향을 미칠 뿐만 아니라 그 반대로 신체적 증상 역시 감정에 영향을 미칠 수 있다는 사실이다. 예를 들면 분노 감정이 노를 주관하는 장기인 간을 손상시키는가 하면 반대로 간이 손상되면 분노 감정이 유발될 수 있다는 것이다. 결론적으로 일곱 가지 감정과 그것에 대응하는 장부는 서로가 원인이자 결과일 수 있는 밀접한 상호작용의 관계에 있으므로 감정과 장부 혹은 심리와 신체를 분리하여 정신장애를 이해하거나 치료할 수 없다고 말할 수 있다.

칠정상에 대해 좀 더 자세히 살펴보겠다.

칠정상(七情傷) - 감정 이상이 초래하는 심신의 병

앞에서 지적했듯이, 한의학은 예로부터 감정을 중심으로 질병을 이해했고 인간이 체험하는 기본감정을 칠정七情, 즉 희喜, 노怒, 우憂, 사思, 비悲, 공恐, 경驚의 7가지로 보았다. 한의학에서는 심心이라는 장기를 군주지관君主之關으로 가장 중요시하면서 그것이 사람의 정신과 신체 모두를 통섭한다고 강조한다. 좀 더 정확히 말하면, 심에 간직된 신神이 사람의 정지情志를 통섭하는 주체라는 것이다. 이에 비해 칠정은 외부의 환경조건이나 자극에 대한 반응으로서 각각의 신체 장부와 연관되고 기의 변화에 영향을 미치며 정신은 물론 신체 증상에 깊이 관여한다.

혹자는 사람에게 7가지 감정만 있는 것이 아닌데 왜 한의학은 7가지 감정만을 가지고 심신의 병을 바라보느냐고 물을지도 모른다. 여기에 대해 먼저 답부터 하자면 한의학에서 말하는 칠정이 바로 '기본감정'이기 때문이다. 심리학에서는 다양한 감정들로 발전하고 분화해나가는 뿌리가 되는 원초적인 감정들을 '기본감정'—혹은 일차감정이라고 말하기도 한다—이라고 부른다. 기본감정의 종류와 수에 대해서는 학자마다 의견이 다른데, 그럼에도 기본감정의 수가 그리 많지 않다는 데에는 대부분 동의하고 있다. 그 수를 가장 많이 잡은 경우에도 그것은 열 개를 넘지 않는다. 기본감정은 인류의 생존가능성을 높이고 인류가 사회적 존재로 발돋움하는 데 크게 기여하는 것이어서 아주 오래전에 개발되었으며 그중 일부는 유전적으로 전달되는 것으로 추정된다. 생존적 가치와 사회적 요구에 따라 발생·발전했을 것으로 추정되는 이 기본감정은 인종을 불문하고 모든 사람의 발달과정 초기부터 발견되며 모든 문화권에 공통적으로 존재하며 각각 특징적인 얼굴표정을 가지고 있다. 심리학자 이자드Izard는 기본감정이 기쁨, 흥미(흥분), 놀람, 슬픔, 분노, 혐오, 경멸, 두려움, 창피함, 죄책감이라는 10가지라고 주장했다. 그에 의하면 사람이 가지고 있는 나머지 감정들은 이 10가지 기본감정들의 결합과 세분화에 의해 만들어지는 이차적 감정들이다. 예를 들면 사랑은 기쁨, 흥미(흥분)이 결합된 감정이고 질투는 공포와 분노의 혼합이며 불안은 공포, 죄책감, 슬픔, 수치심의 조합이라는 것이다. 이 주장에 동의하든 동의하지 않든 간에 서구 심리학의 기본감정에 관한 논의가 한의학에 시사해주는 바는, 크게 볼 때, 다음의 두 가지다.

첫째, 사람에게 가장 원초적이고 또 중요한 기본감정의 수는 최대한 10개를 넘지 않을 정도로 적다. 이것은 한의학에서 7가지의 감정을 중시하는 것은 그것이 모든 인간 그리고 모든 문화권에 공통적으로 존재하는 기본감정이기 때문이라는 설명을 가능하게 해준다.

둘째, 모든 감정의 밑바탕에는 기본감정이 자리하고 있으므로 칠정상은 감정이 유발하는 모든 병을 이해하는 기본수단이 될 수 있다. 만일 기본감정이 세분화되거나 서로 결합하여 다양한 감정을 만들어낸다는 견해가 옳다면 한의학이 칠정상을 중시하는 것 역시 타당하다. 앞에서 설명했듯이 감정은 신체적 변화를 인식한 결과이다. 이것은 각각의 감정이 각기 다른 신체적 변화와 관련이 있음을 의미한다. 즉 공포는 공포에 특유한 신체적 변화, 슬픔은 슬픔에 특유한 신체적 변화와 각각 관련이 있다는 말이다. 그러나 이것은 100가지 감정이 100가지의 질적으로 크게 다른 신체적 변화와 관련이 있다는 것을 의미하지는 않는다. 즉 A라는 감정은 A라는 신체적 변화, B라는 감정은 B라는 신체적 변화, C라는 감정은 C라는 신체적 변화를 인식한 결과라는 식으로 사람이 체험할 수 있는 숱한 감정이 모두 질적으로 확연히 구별되는 신체적 변화와 연결되어 있지는 않다는 것이다. 추측컨대, 감정체험과 관련이 있는 질적으로 판이한 신체적 변화는 기본감정의 수를 약간 상회할 가능성이 높다. 이런 주장을 들으면, 독자들은 '감정을 체험하게 해주는 신체적 변화의 종류가 그렇게 적다면 어떻게 사람이 그보다 훨씬 더 많은 감정을 체험할 수 있는가?'라는 정당한 의문을 제기할지도 모른다. 여기에 완벽한 답을 해줄 수는 없지만 감정에 관한 심리학 연구들을 통해 어느 정도는 답을 찾아볼 수 있다. 한 실험에서 연구자들은 실험참가자들에게는 알리지 않고 일련의 신체적 변화를 유발하는 약물을 마시게 했다. 약물이 실험참가자들의 몸에서 분명한 신체적 변화를 유발했기 때문에 그들은 뭔지 모를 이상한 감정을 느끼게 되었다. 그런데 흥미로운 것은 이러한 신체적 변화를 상당수의 실험참가자들이 각기 다른 감정으로 해석했다는 사실이다. 즉 실험참가자 중 일부는 불쾌한 기분을 느껴 그 원인을 다른 실험참가자들에게서 찾기도 했고 다른 일부는 흥분되는 기분을 느껴 그 원인을 나름대로 설명하기도 했다. 이런 연구들이 시사해주는 바는 비록 감정이 신체적 변화를 인식한 결과이기는 하지만 그것이 어떤 감정인지를 결정하려면 신체적 변화가 이러저러하게 해석되어야만 한다는 것이다. 결론적으로 감정은 자기의 몸에서 발생하는 신체적 변화를 해석한 결과라고 말할 수 있는데, 이를 대표하는 이론으로 감정이 '신체적 각성'과 '인지적 해석'을 포함하고 있다는 심리학자 스탠리 샥터Stanley Schachter나 제롬 싱어Jerome Singer 등의 2요인 이론two factor theory을 꼽을 수 있다. 사실 사람들은 화가 났을 때와 무서울 때, 극도로 기쁠 때 나타나는 신체적 변화를 분명하게 구분하지 못한다.[5] 이것은 다소 극단적으로 말하면 동일한 신체적 변화를 사람들이 사회적 맥락에 따라 어떻게 해석하느

5   윤가현 외, 『심리학의 이해』(3판, 학지사, 2005), 248쪽.

냐에 따라 그것이 슬픔이라는 감정으로 체험될 수도 있고 상실감이라는 감정으로 체험될 수도 있음을 의미한다. 아무튼 여기에서 강조하고자 하는 요지는 해석의 문제를 배제한다면 감정체험의 기초인 신체적 변화의 가짓수가 그리 많지 않다는 것인데, 이것은 심신의 병을 칠정상에 기초해 파악하는 한의학적 이론에 상당한 타당성과 가치를 부여해준다. 더욱이 이차감정은 기본감정들이 결합되어 만들어지는 경우가 많으므로, 신체적 변화만을 파악하기 위한 목적에서라면, 기본감정으로 분해해서 고찰할 수 있다. 예를 들어 우울감이 슬픔과 분노가 결합된 감정이라면 우울감이 유발하는 신체의 병은 슬픔과 분노라는 기본감정이 각각 유발하는 병―칠정상에 입각해 말하자면 비悲가 유발하는 병과 노怒가 유발하는 병―이 무엇인지를 알면 자연스럽게 유추할 수 있다는 것이다.

유구한 전통과 풍부한 임상경험을 가지고 있는 한의학이 '칠정'을 중시해왔던 데에는 그 나름대로의 분명한 이유가 있을 것이다. 그러나 칠정이 과연 기본감정이 맞는가, 혹시 칠정 외에도 심신의 병을 유발하는 데 크게 관여하는 다른 감정들은 없는가 등의 문제들에 대해서는 앞으로 계속 연구되고 검토되어야 할 것이다.

7가지 감정의 이상이 각각 초래하는 주요 증상은 다음과 같다.

희(喜)

만족감이나 즐거움 등으로 인한 쾌활함, 명랑함, 행복감 등을 포괄하는 감정이다. 심리학의 견지에서 볼 때 희는 흥분, 쾌감, 즐거움, 명랑함과 같은 감정과 유사할 뿐만 아니라 만족감, 보람, 희

열, 행복감 같은 다양한 감정의 근간을 이루고 있는 감정이라고 말할 수 있다. 희는 목, 화, 토, 금, 수의 오행 중에서 화火에 속하며 기본적으로 욕구가 충족될 때 체험하는 긍정적인 감정이지만, 이것이 과해지면 기가 퍼지고 흩어져 간직하게 못하게 되어 조증躁症이나 광증狂症 등을 유발할 수 있다. 조울증에서의 조증 상태나 정신분열증에서의 흥분 상태 등이 희의 과다와 관련이 있을 것으로 추정된다.

희는 노怒와 대척점에 있고 그것과 밀접히 연관되어 있는 감정이어서 통상적으로 희노喜怒 조절이 안 되어 문제가 생기는 경우가 많이 있다. 희노의 이런 밀접한 관계는 심리학에서 흔히 언급하는 동기 좌절의 결과와 관련이 있다. 심리학에서는 동기가 실현될 때에 만족감이나 충족감 등을, 동기가 좌절될 때에 분노가 초래된다고 강조한다. 따라서 동기가 실현되기도 하고 좌절되기도 하는 경험을 반복하면서 살아가는 사람은 수시로 만족감과 분노를 체험하게 된다. 한의학에서 희와 노가 서로 상반되면서도 아주 밀접하게 연관된 감정으로 규정하면서 희노 조절을 중시하는 것은 그것이 동기 실현 혹은 좌절의 결과와 직결되는 감정이기 때문일 것이다.

희와 가장 큰 관련이 있는 장부는 심장과 폐이므로 희가 과도해지거나 과소해지면 심장과 폐가 손상될 수 있다. 아마도 조증 상태가 계속되면 그것이 심장에 좋지 않은 영향을 미치고 슬픔이나 우울이 심해지면 폐 관련 질환에 취약해지는 것이 이와 관련이 있을 것이다.

희 이상이 초래하는 주요한 신체 증상은 다음과 같다. 희는 심장에서 발출하여 폐로 전이되므로 희가 지나쳐서 심心이 손상되면 빨리 걷지 못하고 오래 서 있을 수가 없으며 기氣와 양陽도 상하게 된다. 또한 희는 노怒의 감정과 함께 음기陰氣 및 양기陽氣를 손상시키고 옹저癰疽(종기 및 부스럼) 등을 일으킬 수 있다.

노(怒)

'노'는 동기가 충족되지 못하거나 억압을 받을 때에 전형적으로 발생하는 분노의 감정이다. 심리학에서 강조하고 있는 동기 좌절이 초래하는 분노와 동일한 감정이라고 볼 수 있다. 노는 오행 중에서 목木에 속하고 간肝과 가장 밀접한 관련이 있는 감정으로서 칠정七情 중에서 몸을 해치는 것이 제일 심한 감정이다. 심리학에서도 과도한 화火 혹은 분노가 정신장애에 치명적인 악영향을 미친다고 보고 있는데, 한의학도 마찬가지인 것이다.

노는 간에서 발출되며 간과 표리관계에 있는 장부인 담膽에 의해 다스려지며 심장, 신장 등과도 관련이 있다. 따라서 노가 지나치면 기가 상승하고 하강하지 않아 일차적으로 간이 손상되고 그로 인해 담이나 신장 등까지 손상될 수 있다.

노가 과도해지면 건망증이나 구토, 설사 등이 유발될 수 있고 요통, 호흡곤란, 정신혼미, 근육위축, 불면, 다몽 등의 증상도 나타난다.

우(憂)

비사悲思, 즉 슬픈 생각과 근심 걱정으로 사려가 끊이지 않는 감정을 말한다. 심리학에서 말하는 근심 걱정, 초조감, 예기불안 등과 유사하며 공포와 불안, 우울 등과도 밀접한 관련이 있다.

우는 오행 중에서 금金에 속하며 폐肺에서 주관한다. 심心이 동動하여 우가 발생하는 경우도 있고 소심하여 발생하는 경우도 있는데, 이 우가 과도해지면 기氣가 펼쳐지지 못하고 울체되어 심장이 손상되고 나아가 간도 손상될 수 있다. 또한 우의 이상은 우를 주관하는 장부인 폐에도 악영향을 미친다.

우는 폐 외에도 심, 간, 비 등의 장부와 관련이 있다. 우가 심해지면 기의 소통이 정체되어 기가 잘 통하지 않아 울체되는 증상이 나타난다. 그 결과 가슴 답답함, 변비나 소변불리, 소화장애 그리고 허리통증, 불면, 불안, 월경불순, 피부 건조함과 같은 다양한 증상이 나타난다.

사(思)

사란 과도하게 생각을 많이 함으로써 감정이 생각에 울체되고 머물러 있는 것을 의미한다. 심리학에서의 강박적 사고와 아주 유사하며 감정적 문제로 인한 사고의 교란 혹은 이상과 밀접한 관련이 있다. 즉 과도한 감정이 초래하는 망상, 편집, 집착 나아가 정신분열증에서 나타나는 사고장애와 같은 다양한 사고장애와 관련이 있다. 다만 심리학에서는 강박적 사고가 불안의 결과임은 분명히 인정하지만 강박적 사고 그 자체는 감정에 포함시키지 않는 반면 한의학에서는 이를 칠정 중의 하나에 포함시키고 있다. 이것은, 추측컨대, 적어도 칠정상에 관한 이론에서는 '사'를 단순한 생각이나 사고를 표현하는 개념이 아닌 감정이 초래하는 중요한 병리현상이 자 감정 상태를 포괄하는 개념으로 사용하고 있어서인듯 하다.

사는 오행 중에서 토土에 속한다. 사가 과도해지면 기의 순환이 정체되고 결結하게 되어 그것을 주관하는 장부인 비脾가 손상되고 그로 인해 심장도 영향을 받게 된다. 사가 폭발하면 흥분상태가 될 수 있고, 사가 지속되면 침정沈靜(성정이 차분히 가라앉고 조용함)이, 사가 급박해지면 긴장이 되며, 사가 약화되면 이완될 수 있다.

사와 가장 밀접히 관련된 장부는 비와 심장이다. 따라서 사思가 과도해지면 일차적으로 소화기에 이상이 생겨 식욕이 없어지고 배에 가스가 차거나 몸이 무거워져 눕고 싶어지며, 입이 쓰거나 구토, 천식 등이 유발된다. 나아가 사가 과도해지면 공포심조차 느끼지 못하게 되고 무기력해져 자포자기하고 싶은 생각을 하게 될 수도 있다. 이런 증상들에 비추어보면 '사'는 강박적 사고는 물론이고 현대 심리학에서 크게 강조하고 있는 '스트레스'와 아주 밀접한 관련이 있는 것 같다.

비(悲)

비悲는 눈물이 나는 슬픈 감정을 말한다. 심리학에서의 슬픔과 유사하며 유기감, 서러움, 상실감, 우울감, 무력감, 무가치감 등의 밑바탕을 이루는 가장 기본적인 감정 중의 하나이다. 비는 오행 중에서 금金에 속하며 폐肺와 관련이 있어서 비가 과도해지면 양기陽氣가 내동하여 심장, 폐, 간이 손상된다. 비는 칠정 중에서는 우憂와 밀접한 관련이 있고 기본병리도 유사하다. 정상적인 비의 감정은 눈물을 흘려 기를 소산시키게 해준다는 점에서 심리학에서 말하는 카타르시스 효과가 있다고 말할 수 있다.

비는 폐 외에도 간, 심장 등과 밀접한 관련이 있어서 비悲가 과도해지면 신체적으로는 심박수 증가, 상열감, 신체열감, 부종, 감각이상, 근육경련 등이 나타날 수 있고 정신적으로는 건망, 광증, 판단력 저하 등이 유발될 수 있다.

공(恐)

공恐이란 과거의 경험에 근거해 특정 대상이나 상황에 대해 느끼는 두려움을 말한다. 심리학에서의 불안과 가장 유사하며 대상불안, 분리불안, 유기불안, 사회불안 등 다양한 불안 나아가 공포의 밑바탕을 이루는 기본감정이다. 오행 중에서는 수水에 속하며 신장이 주관한다. 공이 과도해지면 혈血이 부족하게 되어 그것을 주관하는 장부인 신장과 혈과 깊은 관련이 있는 장부인 간, 신 및 비, 위 등의 소화기관이 영향을 받게 된다. 즉 공이 과도하면 혈血 및 정精을 상하여 근골계통에 문제가 생기고 기氣가 움츠러들어 소화기 등도 손상될 수 있다.

공은 신장 외에도 심장, 간, 비, 위 등과 밀접한 관련이 있어서 공이 과도하면 신체적으로는 뼈가 시리거나 힘줄이 오그라드는 등의 근골계통의 통증 및 관련 질환과 정력이 약해지고 성욕이 줄어드는 증상이 나타나며 정신적으로는 즐거움을 잘 느끼지 못하는 증상 등이 유발된다.

경(驚)

경驚이란 특정 사건이나 상황으로 인해 깜짝 놀라며 두려워하는 감정이다. 심리학에서 공포와 가장 유사하며 각종 공포증이나 공황장애의 원인으로 작용한다. 한의학에서는 공恐을 스스로 아는 것과 관련된 두려움으로 보는 반면 경驚을 스스로 알지 못한 상태에서 깜짝 놀라는 두려움으로 바라본다. 오행 중에서는 목木에 속하며 심장이 갑자기 동요하여 편치 못한 상태와 관련이 있다. 경이 과도해지면 기氣가 상역하고 아래로 다시 내려가지 못해 간, 비, 위, 심장 등이 손상된다.

경은 간 외에도 비, 위, 심장 등과 밀접한 관련이 있어서 경이 과도하면 신체적으로는 심장 두근거림, 번민, 식은땀, 부종, 식욕부진, 토혈 등이, 정신적으로는 잘 놀라는 증상이나 경광驚狂 등이 유발될 수 있다.

기타 분류

성리학이 유행하던 시절에는 사단론에 근거하여 인간의 감정을 크게 희喜, 노怒, 애哀, 락樂으로 구분했다. 이 네 가지 감정 중에서 기본적으로 희喜와 락樂은 밝고 긍정적인 감정, 노怒와 애哀는 부정적인 감정으로 분류할 수 있다. 희와 락은 희가 일상적이고 지속적으로 즐겁고 행복한 감정 상태인 반면 락은 특정 사건과 관련된 환희나 감격 같은 일시적인 감정 상태라는 점에서 차이가 있다. 또한 노와 애는 노가 일반적으로 동기 좌절의 결과로 유발되는 분노 감정—심리학에서 언급하는 욕구-좌절 이론과 대동소이하다—이라면 애는 특정 사건과 관련된 슬픔이나 상실감이라는 점에서 차이가 있다. 동양학에서는 주로 희가 노와 대비되며, 락은 애와 상반되는 감정으로 이해하고 있다. 이를 좀 더 세부적으로 살펴보면 다음과 같다.

희喜: 동기가 충족되어 기분이 좋은 상태.

노怒: 동기가 좌절거나 억압되어 분노하는 상태.

애哀: 특정 사건으로 인해 슬퍼하는 상태.

락樂: 특정 사건으로 인해 기뻐하는 상태.

칠정상의 특징 및 문헌 정리

희	만족감과 즐거움으로 인한 쾌활 명랑한 정지 상태. 신기(神氣)가 서창(舒暢)하고 활발한 생리활동으로 안색에 화색이 돌고 얼굴이 발양(發揚)하는 화상(火象)을 보임. 지나치면 기산(氣散)하여 불렴(不斂)하게 됨. 〈素問 擧痛論〉喜則氣和志達, 榮衛通利, 故氣緩矣 〈東醫寶鑑 內景篇 神〉內經曰 心在志爲喜 又曰心實則笑 笑則喜 又曰暴喜傷陽 又曰暴怒傷氣 又曰喜怒不節 寒暑過度 生乃不固 又曰喜則氣緩 盖喜則氣和 志達榮衛通利 故氣緩矣 〈靈樞 本神篇〉喜樂者 神憚散而不藏 又曰喜樂無極則傷魄 魄爲肺神也 → 기쁨이 지나치면 심기가 흩어지게 되어 정신을 집중할 수 없고 심하면 실신광란의 증상이 나타남. 백을 상함. 〈東醫寶鑑 內景篇 血〉暴喜傷心則 氣緩而心不出血故 肝無所受
노	욕구가 달성되지 못하여 억압을 받음으로써 발생하는 충동적 흥분 상태. 간의 장혈(藏血)기능에 영향을 미쳐 면홍발열, 구혈 등의 증상이 나타남.

	〈素問 擧痛論〉怒則氣逆 甚則嘔血及殲泄 故氣上矣 → 氣逆 嘔血 殲泄 〈素問 生氣通天論〉大怒則形氣絕 而血菀于上 使人薄厥 → 薄厥 〈東醫寶鑑 內景篇 神〉七情傷人 惟怒爲甚 盖怒則肝木便克脾土脾傷 則四藏俱傷矣 → 한방병리학적으로 가장 위험한 정서적 문제 〈東醫寶鑑 內景篇 血〉怒氣逆甚 嘔血暴瘴 內逆肝肺相搏則 血溢鼻口 但怒氣致血證暴甚故 〈東醫寶鑑 內景篇 血〉暴怒傷肝則 氣逆而肝不納血故 血無所歸
우	비사(悲思)로서 비(脾) 또는 폐(肺)에 속하며 기(氣)를 취(聚)하게 하여 폐 색이불행(閉塞而不行)하게 함. 사려가 끊이지 않으면 기가 취결(聚結)하므 로 소화불량을 일으켜 기허해지고, 공구(恐懼)와 우수불억(憂愁怫憶)에 의 해서 의식활동의 이상을 유발함. 〈東醫寶鑑 內景篇 神〉內經曰 肺在志爲憂又曰憂則氣沈 → 氣沈 〈東醫寶鑑 內景篇 神〉靈樞曰 愁憂不解則傷意 意爲脾神也 又曰愁憂 者 氣閉塞而不行 盖憂則隔塞否閉 氣脈斷絕而上下不通 也 氣固於內則 大小便道偏不得通泄也 → 隔塞否閉 上下不通 大小便道偏不得通泄
사	울욕(鬱慾)의 상태로 관찰되며, 폭발하면 흥분이 될 수 있고, 지속되면 침정(沈靜)이, 급박해지면 긴장이 되며 약화되면 이완될 수도 있음. 〈素問 擧痛論〉思則心有所存, 神有所歸, 正氣留而不行, 故氣結矣 〈한의신경정신과학〉우사(憂思)가 상비(傷脾)하면 주로 기기(氣機)로 하여 금 울결불창(鬱結不暢)케 함으로써 음식수곡(飲食水穀)의 수납(受納), 부숙 (腐熟)과 운화(運化)의 장애를 일으킴.
비	기의 운행을 급하게 하여 심폐가 진액을 산포하지 못하고 상초가 불통 하게 되어 영위가 불조하게 되며, 울체된 기가 화가 되어 진액을 소작 하게 됨. 긴장의 상태로 관찰되며 비애(悲哀)하는 마음은 진취성이 없고 물러가며 가라앉는 성질이 있음.

〈素問 擧痛論〉悲則心係急, 肺布葉擧, 而上焦不通, 榮衛不散, 熱氣在中, 故氣消矣

〈東醫寶鑑 內景篇 神〉內經曰 肺之志爲悲 又曰心虛則悲 悲則憂 又曰精氣幷於肺則悲 肝虛而肺氣幷之則爲悲 又曰悲則氣消 又曰肺主殺故其志爲悲 靈樞曰悲哀動中則傷魂又曰悲哀動中者竭絕而失生

〈한의신경정신과학〉비는 우에 대한 증상적인 현상, 즉 슬픔, 눈물을 의미함. 눈물을 흘리는 것은 기를 소산시키는 효과가 있다.

공	일상에서 침정상태로 관찰되며, 물이 아래로 떨어지는 것과 같아 심기가 하락하는 상이 있음. 〈素問 擧痛論〉恐則精却, 却則上焦閉, 閉則氣還, 還則下焦脹, 故氣不行矣 〈東醫寶鑑 內景篇 神〉註曰 胃熱則腎氣微弱 故爲恐 〈東醫寶鑑 內景篇 神〉靈樞曰 足少陰之脈病 善恐 又曰恐懼而不解則傷精 〈東醫寶鑑 內景篇 神〉子和曰 肝藏血 血不足則恐 盖肝膽實則怒而勇敢 虛則善恐而不敢也
경	공에 비해 양적인 것으로 공이 스스로 아는 것인 데 비해 경은 스스로 알지 못하는 것임. 〈東醫寶鑑 內景篇 神〉綱目曰 恐與驚相似 然驚者爲自不知也 恐者爲自知也 盖驚者聞響乃驚 恐者自知如人將捕之狀 及不能獨自坐臥 必須人爲伴侶 方不恐懼 或夜必用燈照無燈燭亦恐懼者 是也 〈素問 擧痛論〉驚則心無所倚, 神無所歸, 慮無所定, 故氣亂矣

공황장애

1. 공황장애

1) 정의

공황장애란 갑작스럽고 극심한 염려감, 두려움, 공포감이 비정기적으로 일어나며 곧 죽을 것만 같은 느낌을 동반하는 장애이다.

(1) 공황발작(Panic Attack)이란?

공황발작 그 자체는 정신장애가 아니지만 공황장애를 비롯한 여러 가지 불안장애에서 공통적으로 나타나는 증상이므로 이에 대해 먼저 살펴볼 필요가 있다. 공황발작이란 예기치 못한 비정기적인 극심한 두려움이나 불편감을 의미하는데, 다음의 신체적 또는 인지적 증상 13개 가운데 최소한 4개 증상을 동반한다.

ⓐ 심계항진, 심장의 두근거림 또는 심장 박동수의 증가 ⓑ 땀 흘림 ⓒ 떨림 또는 전율 ⓓ 숨 가쁜 느낌 또는 숨 막히는 느낌 ⓔ질식감 ⓕ 흉부 통증 또는 가슴 답답함 ⓖ 토할 것 같은 느낌(오심) 또는

복부 불편감 ⓗ 현기증, 불안정감, 머리 띵함 또는 어지럼증 ⓘ 비현실감 또는 이인증[6] ⓙ 자제력 상실에 대한 두려움 또는 미칠 것 같다는 두려움 ⓚ 죽음에 대한 두려움 ⓛ 감각 이상(마비감 또는 찌릿찌릿한 감각) ⓜ 오한 또는 얼굴이 화끈 달아오름.

공황발작은 갑작스럽게 시작되고 불안이 급속도로 최고조에 달하며 —일반적으로 10초 이내— 금방이라도 죽을 것만 같은 위급함과 그러한 상황에서 도피하고 싶은 마음을 유발한다.

공황발작은 그것이 시작될 때의 상황적 유발요인에 따라 다음의 3가지 유형으로 분류된다.

① 예기치 않은(신호가 없는) 공황발작: 느닷없이 자연적으로 발작이 일어나는 것처럼 상황적 유발요인과 아무런 관계없이 일어나는 공황발작이다.

② 상황과 관계가 있는(신호가 있는) 공황발작: 뱀이나 쥐를 보자마자 공황발작을 일으키는 식으로 거의 예외 없이 상황적 유발요인에 노출되거나 상황적 유발요인을 예견한 직후에 공황발작이 발생한다.

③ 상황이 소인이 되는 공황발작: 상황적 유발요인에 노출될 때 더 잘 나타나기는 하지만 반드시 유발요인과 관련이 있는 것은 아니며 유발요인에 노출된 직후에 반드시 일어나는 것도 아닌 공황

---

6 이인증: 자기 자신(나)으로부터 분리되거나 소외되는 느낌을 지속적으로 혹은 반복적으로 체험하는 것을 말한다. 이인증 증상이 나타날 때 사람들은 자신의 정신과정이나 신체(신체의 일부)에 대해 외부 관찰자인 듯한 느낌을 가진다. 예를 들면 스스로를 기계인 것처럼 느끼거나 꿈속이나 영화 속에서 사는 것처럼 느끼는 것이다. 다양한 감각마비, 감정반응 결여, 언어를 포함한 자신의 활동을 조절할 수 없다는 느낌이 흔히 존재한다.

발작이다. 예를 들면 운전을 할 때 발작이 더 잘 나타나기는 하지만, 정작 운전 중에는 발작이 없거나 운전을 시작한 후 30분 정도 지나서 발작이 일어날 수 있다.

공황발작의 발작빈도와 그 정도에서는 개인차가 크게 나타난다. 예를 들면 어떤 이는 몇 개월 동안 규칙적으로 중간 정도의 빈도(1주일에 한 번 정도)로 발작을 경험하는 반면 어떤 이는 더 잦은 발작(1주일 동안 매일)을 경험하다가 몇 주 혹은 몇 개월 동안은 아무런 이상이 없거나 몇 년에 걸쳐서 좀 더 적은 횟수(예: 1개월에 2회)의 발작을 경험하기도 한다.

예기치 못한 공황발작의 발생은 공황장애를 진단하는 데 반드시 있어야만 하는 필수조건이다.

(2) 공황장애의 종류

공황장애는 '광장공포증이 없는 공황장애'와 '광장공포증이 있는 공황장애'로 구분된다. 광장공포증Agoraphobia이란 즉각적으로 피하기 어렵거나 곤란한 장소나 상황에 처해 있거나 공황발작이나 공황과 유사한 증상이 일어났을 때 도움을 받기가 어려운 장소나 상황에 처해 있다는 데 대한 불안이나 회피를 말한다. 이러한 불안이나 회피로 인해 광장공포증 환자들은 혼자 외출한다든지, 집 안에 혼자 있다든지, 군중 속에 있다든지, 줄을 선다든지, 자동차·버스·비행기로 여행한다든지, 다리 위에 있다든지, 엘리베이터를 타는 등의 여러 가지 상황을 피하기 때문에 결국에는 직장에 출근할 수 없게 되기도 하고 시장을 보러 가거나 의사에게 아기를 데리고

가는 것과 같은 일상적인 가사활동조차 수행할 수 없게 되기도 한다. 공황장애 중에는 광장공포증이 있는 경우도 있고 없는 경우도 있어서 공황장애는 광장공포증이 없는 공황장애와 광장공포증이 있는 공황장애로 구분된다.

2) 유병율

전 세계적인 역학조사에 의하면 공황장애(광장공포증을 동반하거나 동반하지 않거나)의 평생 유병율은 1.5~3.5% 정도이며, 1년 유병율은 1~2%이다. 그러나 임상 상황에서는 광장공포증의 비율이 훨씬 더 높게 나타난다. 공황장애는 여성에게서 2배(광장공포증이 없는 공황장애)~3배(광장공포증이 있는 공황장애) 이상으로 높게 나타난다.

공황장애는 대개 청소년 후기부터 30대 중반 사이에 가장 많이 발병하며 대개는 좋아졌다가 다시 나빠지는 식의 굴곡을 보이면서 만성적인 경과를 밟는다.

3) 주요 증상

(1) 신체적(생리적) 증상

앞의 공황발작에서 언급했던 숨이 막히고, 어지럽고, 땀이 나고, 떨리고, 가슴이 뛰는 등의 생리적 증상들이 전형적으로 나타난다. 공황발작은 일반적으로 수 분 정도로 짧지만 환자에게는 큰 고통이 된다.

(2) 감정적 증상

- 죽음에 대한 공포: 공황발작 중에는 금방이라도 죽을 것만 같은 절박함sense of imminent doom을 느낀다. 또한 평소에도 질병 등으로 인해 자신의 생명이 위협당하고 있다는 등의 만성적인 공포(불안감)를 느낀다.

- 만성적 불안감(광장공포): 탈출하기 힘들거나 극도로 당황되는 장소 혹은 상황에 사로잡혀 있다는 불안감을 만성적으로 느낀다.

- 예기불안(염려): 공황발작이 재발할 것이기 때문에 이차적 형태의 예기불안anticipatory anxiety, 즉 언제 어디서 다음 발작이 일어날지에 대해 지속적으로 염려하고 걱정하게 된다.

- 낙담, 수치감, 불행감: 정상적인 일상생활을 해나가는 데 어려움이 있음을 낙담하고 장애를 앓고 있는 스스로를 부끄러워하거나 불행하다고 느낀다.

- 우울감: 공황장애에는 우울증이 빈번하게 동반된다.

(3) 정신적 증상

- 비현실감 혹은 이인증: 주로 공황발작 과정에서 나타난다.

- 지나친 근심 걱정: 공황발작을 두려워하며 그 결과에 대해 과도하게 생각하고 걱정한다.

- 비합리적 신념: 공포에 질려서 자신에게 생명을 위협하는 질병이 없다는 사실을 믿지 못한다.

- 자기개념의 악화: 자신이 미쳐가고 있거나, 자제력을 상실해

가고 있거나, 감정적으로 약해지고 있다고 생각한다. 정상적인 생활을 영위하는 데 어려움을 겪는 것을 흔히 자기의 마음이 강하지 못해서 혹은 성격이 나빠서라고 생각하기 때문에 스스로를 저평가하게 된다.

- 부정(방어기제): 공황발작을 경험하는 이들은 발작에 대한 반응으로 직장을 그만두는 것과 같은 행동의 변화를 특징적으로 보이시만, 자신이 또 다른 발작을 두려워하고 있고 공황발작의 결과에 대해 깊이 생각하고 있다는 사실을 흔히 부정한다.

(4) 행동(사회)적 증상
- 제한된 활동반경: 광장공포를 가진 공황장애 환자들은 쉽게 피할 수 없는 장소에서 공황발작이 일어나는 두려운 상황을 조절하려는 노력의 일환으로 스스로 활동이나 여행을 제한하는 경우가 많다.
- 대인관계 붕괴: 혼자 살기 위해 집을 떠나버린다든가 이혼을 하기도 하므로 궁극적으로는 중요한 대인관계의 상실이나 붕괴가 초래된다.
- 일상생활의 어려움: 일련의 감정적, 정신적 증상들로 인해 사기가 저하되어 일상생활을 영위하기가 점점 어려워진다.
- 사회활동의 어려움: 병원 응급실에 가거나 의사를 만나러 가기 위해 직장이나 학교를 자주 비우기 때문에 학교를 못 다니거나 직장에서 쫓겨나기도 한다.

4) 공황장애의 원인

공황장애를 앓고 있는 이들의 직계 가족은 공황장애에 걸릴 가능성이 정상인에 비해 4~7배 높다는 보고가 있다. 하지만 임상에서 보면, 공황장애가 있는 사람들 가운데 2분의 1 내지 4분의 3 정도는 직계가족 중에 공황장애를 앓는 사람이 없다. 이를 고려해보면, 공황장애에 미치는 유전적 요인의 역할이 있기는 하지만 그다지 크지는 않다는 추정이 가능할 것 같다. 아직까지는 공황장애의 생물학적 원인에 대해 뚜렷이 밝혀진 바가 없다.

어린 시절에 부모, 특히 어머니와의 관계에서 문제가 있었을 경우 공황장애에 취약해진다는 증거들이 있다. 부쉬Busch, 1991와 동료들의 연구에 의하면 공황장애 환자들의 공통분모는 '부모를 위협적이고 변덕스러우며 비판적이고 지배하며 요구가 많은 사람으로 인식하는 것'이다. 또한 켄들러Kendler, 1992a와 동료들이 1,018명의 여성 쌍생아들을 대상으로 진행했던 연구는 공황장애가 부모의 사망과 그로 인한 이별 모두와 강하게 그리고 의미 있게 연관되어 있으며, 특히 어머니와의 조기 이별이 공황장애와 밀접하게 연관되어 있음을 보여주고 있다. 나아가 또 다른 연구에 의하면 소아기 성적 학대의 병력이 다른 불안장애 여성의 경우에는 31%인데 비해 공황장애 여성은 60%를 넘는다. 이러한 일련의 증거들은 부모, 특히 어머니에 대한 애착의 실패 나아가 부모와의 건강하지 못한 관계가 공황장애의 주요한 원인이 될 수 있음을 시사해준다.

어린 시절 건강치 않은 부모관계, 특히 위압적인 부모는 아이를 겁먹게 만듦으로써 낯선 것, 새로운 것 심지어는 사람 일반을 두려워하도록 만들 수 있다. 또한 어린 시절 건강치 않은 부모관계는 부모 나아가 사람 일반에 대한 불신감과 분노를 결과함으로써 타인을 무의식적으로 불신하고 적대시하도록 만들 수 있다. 한마디로 어린 시절에 부모와 건강한 관계를 맺지 못할 경우에는 성인기에 타인과 신뢰의 관계trust in adult life를 발달시키기가 어렵다는 것이다.

지금까지의 논의를 통해 우리는 유년기 때부터 공황장애의 소인을 갖고 있던 사람이 청소년기 이후에 성취에서 난관에 봉착하거나 대인관계에서 어려움을 경험함으로써 공황발작이 시작된다는 전형적인 발병경로를 조심스럽게 그려볼 수 있다. 하나의 사례를 들어보겠다.

엄격한 부모로부터 어린 시절에 사랑과 인정을 받지 못했던 A씨는 부모 나아가 세상의 인정을 받지 못하게 될까봐 두려워서 성공과 출세를 향해 맹렬하게 돌진함으로써 그 두려움을 회피해왔다. 우등생이었던 그는 명문대의 경영학과를 졸업하고 전도유망한 대기업에 취업해 승승장구하며 중요한 요직에까지 승진했지만 IMF경제위기로 그가 다니고 있던 회사가 졸지에 망하자 새로운 사업을 시작했다. 그러나 기대했던 대로 일이 풀려나가지 않자 그는 어느 날 갑자기 현기증을 느끼면서 기절을 하게 되었다. A씨를 정밀검진한 병원에서는 몸에는 아무런 이상이 없다면서 '공황장애' 진단을 내렸다.

A씨는 비록 어릴 때부터 공황장애의 소인을 가지고 있었지만 사회적으로 성공가도를 달리는 동안에는 타인들과 세상에 대한 두려

움을 그럭저럭 회피할 수 있었다. 그러나 사업에서 실패하자 세상으로부터 버림받을지도 모른다는 두려움—무의식적으로는 부모로부터 버림받을지도 모른다는 어린 시절의 공포—에 휩싸이게 되었고 결국에는 공황발작이 시작되었던 것이다. 이 사례가 보여주듯, 부모 나아가 사람 일반에 대해 뿌리 깊은 두려움과 불신감을 갖고 있는 이는 무엇보다 대인관계에서 자신감을 가질 수 없으므로 강한 스트레스를 받으면 사람들 나아가 세상에 대한 압도적인 공포에 짓눌릴 수 있다. 바로 이것이 공황발작이 발생하는 주요한 원인인 것이다. 공황장애 환자들에 대한 라이히와 브라진스키Reich & Braginsky, 1994의 예비연구에 의하면 지역사회 정신건강센터에 나오고 있던 공황장애 환자들 중 54%에서 편집성 인격장애가 발견되었다. 이 결과는 공황장애 환자들이 대인불신감 나아가 타인들이 자기를 해치려 한다는 피해의식이나 두려움이 매우 심하다는 것을 암시해준다. 이런 점에서 공황장애란 본질적으로 극심한 '대인공포' 나아가 '세상에 대한 공포'와 연관되어 있다고 보아도 무방할 것 같다.

2. 공황장애에 대한 통합적 접근

1) 공황장애를 지배하는 주요 감정들

(1) 불안감
공황장애가 불안장애Anxiety Disorder의 하나로 분류되고 있는 데서 알 수 있듯이 공황장애 환자는 무엇보다 불안감, 즉 만성화된 공포로 인해 고통받는다. 공황장애 환자들은 단순히 공황발작이나 그와 관련되는 여러 가능성에 대한 걱정뿐만 아니라 특수한 상황이나 사건과는 관련이 없는 지속적인 혹은 간헐적인 불안, 즉 만성적인 불안을 호소한다. 그래서 이들은 항상 과도하게 초조해하고 불안해하며 만성적인 쇠약감에 시달려 쓸데없이 여러 병원을 전전하기도 한다.

물론 공황장애 환자들이 표면적으로 또 의식적인 차원에서 가장 크게 두려워하는 것은 '공황발작'이다. 그러나 앞에서 살펴보았듯이 정말로 중요한 것은 공황발작의 근본적인 원인이 대인공포와 밀접한 관련이 있다는 사실이다. 따라서 공황장애 환자들은 공황발작 그리고 그것에 대한 공포만이 아니라, 비록 본인들은 자각하지 못하고 있더라도, 무의식적인 대인공포 문제를 반드시 해결할 필요가 있다.

(2) 수치감

사회공포증(혹은 사회불안)에 전형적인 '얼굴이 화끈 달아오르는 증상'은 상황과 관계가 있는 공황발작에서도 공통적으로 나타나는데, 이것은 공황발작이 사람 그리고 사회에 대한 공포증의 하나인 동시에 공황장애 환자들이 수치감—사람은 일반적으로 부끄러움, 수치감을 느낄 때 얼굴이 붉어진다—을 빈번하게 체험하고 있음을 암시해준다. 물론 얼굴이 화끈 달아오르는 증상이 없는 공황발작을 경험하는 환자들도 있지만 그들의 경우에도 깊이 추적해보면 대인공포는 물론이고 수치감을 빈번하게 체험하고 있음을 확인할 수 있다. 이렇게 공황장애에서는 대인공포와 관련된 불안감 그리고 사람들한테 인정이나 존중을 받지 못하고 버림을 받을 때에 유발되는 수치감이 전형적으로 나타난다.

(3) 무력감

공황장애 환자들에게 특히 문제가 되는 또 다른 감정은 무력감이다. 공황장애 환자들은 일찍이 어린 시절부터 부모와의 관계에서 무력감을 반복적으로 경험해야만 했을 것이다. 그리고 이들에게 고질적인 대인공포와 대인불신감 역시 자신이 사람들 나아가 사람들이 살고 있는 사회 혹은 세상을 통제하지도 바꾸지도 못할 거라는 무의식적 신념을 초래함으로써 무력감을 한층 악화시킬 것이다. 상당수의 공황장애 환자들이 '즉각적으로 피하기 어려운 혹은 곤란한 장소나 상황에 처해 있거나 공황발작이나 공황과 유사한 증상이 일어났을 때 도움을 받기가 어려운 장소나 상황에 처해 있다'는 데 대한 불안, 즉 광장공포증에 시달리는 것은 이 때문이다. 만일 이들에게 무력감이 아닌 자신감, 대인불신감이 아닌 대인신뢰감이 더 우세하다면 광장공포증이 거의 발생하지 않을 뿐만 아니라 공황발작이 오더라도 도움을 받지 못할 거라는 과도한 두려움을 느끼지 않을 가능성이 크다. 마지막으로 공황장애 환자들이 어린 시절부터 갖고 있던 무력감은 공황장애를 앓게 된 후에는, 반복되는 공황발작을 스스로가 거의 혹은 전혀 통제할 수 없다는 사실에 의해 더욱 심해질 것이다.

이 외에도 유년기 우울은 물론이거니와 다른 정신장애와 마찬가지로 공황장애를 앓고 있다는 사실 그 자체만으로도 공황장애 환자들은 우울감을 심하게 느낀다. 공황장애 환자들의 50~60% 정도는 동시적으로 우울증을 앓고 있다.

2) 한의학으로 바라보는 공황장애 – 경(驚), 공(恐), 우(憂), 비(悲)

공황장애는 칠정상七情傷 중에서 무엇보다 경驚과 관련이 깊다. 경은 깜짝 놀라는 것, 즉 예기치 못한 상황이나 사건 등으로 인해 크게 놀랄 때 체험하는 감정을 의미하는데, 이는 심리학에서 언급하는 특정 상황에 대한 '공포'와 상당 부분 유사하다. 특히 공황장애의 경우, 갑작스럽고 극심한 두려움 나아가 죽을 것만 같은 공포감을 체험한다는 점에서 강한 강도의 경과 관련이 있다고 볼 수 있다.

공황장애에서는 이러한 경驚의 감정을 바탕으로 해서 공恐과 우憂의 감정도 복합적으로 나타나게 된다. 공은 과거의 직·간접적인 경험 및 현재의 상황 등을 토대로 하여 특정 대상이나 상황에 대하여 느끼는 두려운 감정으로서 심리학에서 언급하는 '불안'과 유사하며, 우는 구체적인 대상이나 사건이 아닌 막연한 사건이나 상황에 대해 불안해하고 근심하는 감정으로서 심리학에서의 '예기불안' 혹은 걱정, 염려 등과 유사하다. 한의학적으로 공과 우의 감정이 과도해지면 몸의 긴장을 유발하게 되어 인체의 기氣 소통이 원활치 못하게 되어 울체鬱滯되며 신체적, 정신적 기능이 긴장되고 저하되는 현상을 유발하게 된다. 공황장애에서 나타나는 긴장과 공포감, 비현실감 혹은 이인증, 과도한 근심 걱정, 비합리적 신념과 같은 다양한 증상들은 이와 관련이 있다고 볼 수 있다.

마지막으로 공황장애는 무력감과 우울감을 수반한다는 점에서 비悲와도 밀접한 관련이 있다. 한의학에서 비悲란 말 그대로 슬픈 감정으로서, 어떠한 사건 혹은 상황에 대해 슬퍼하는 것은 물론이고 그러한 슬픔을 소화하지 못하는 자기에 대한 무력감이나 자기비하와 같은 감정들까지 포함한다. 심리학적으로 말하면 비란 비단 고통이나 상실로 인한 슬픔만이 아닌 무력감, 무가치감, 우울감, 자기비하감, 자괴감 등이 유발하는 슬픔까지도 모두 포괄하는 광범위한 감정이라고 말할 수 있다. 따라서 공황장애에서 나타나는 무력감이나 우울감 등도 비의 범주에 해당된다고 말할 수 있다.

정리하면, 공황장애는 경驚의 감정을 기반으로 하고 그것에 공恐과 우憂, 그리고 비悲의 감정이 혼재되어 있는 장애라고 말할 수 있다. 즉 과도한 경의 감정(갑작스럽고 극심한 두려움을 동반하는 공황발작)에 공과 우의 감정(만성적인 불안과 근심 걱정)이 결합되어 있고 그것에 흔히 비悲(우울감 및 무력감)가 혼합되는 증상으로 파악할 수 있다.

3) 칠정상(七情傷)에 따른 주요 증상

사람들이 깜짝 놀라는 경우, 기氣가 위로 솟구치고 흩어지게 된다. 즉 경驚이 과도해지면 기가 역란逆亂하는데, 특히 간肝 및 비위脾胃의 기가 흩어짐으로써 관련 장부가 손상된다. 이런 증상이 심해지면 심계항진, 식은땀, 번조, 식욕부진이 나타나고 심한 경우에는 토혈吐血 등의 증상이 유발될 수 있다. 또한 정신적으로 잘 놀라게 되고 나아가 여광如狂[7]과 같은 증상도 나타날 수 있다.

공恐과 우憂의 감정이 과도해지면 기가 울체하여 폐肺, 비脾, 신장腎臟 및 심장心臟과 같은 관련 장부에서의 기 순환이 원활치 못하게 되어 장부가 손상되고 그 결과 다양한 정신적, 신체적 증상들이 나타날 수 있다. 가슴 답답함, 소화장애, 불면, 월경불순, 피부 건조, 근골계통의 통증 및 관련 질환, 성욕 감퇴 등이 여기에 해당한다.

마지막으로 공황장애가 비悲의 감정을 동반하는 경우에는 심心, 폐肺 및 간肝 등이 손상되어 심박수 증가, 상열감 및 신체열감, 부종, 감각이상, 근육 경련 등의 증상이 나타나고 정신적으로는 건망증, 판단력 저하, 의욕저하 등이 유발될 수 있다.

3. 공황장애의 치료

1) 공황장애의 심리 치료

일반적으로 공황장애는 약물치료와 심리치료의 병합치료를 필요로 한다. 심리치료만으로는 환자가 당면해서 가장 두려워하고 있는 공황발작을 단기간에 조절하기가 어렵기 때문에 그것을 일단 약으로 조절하거나 약화시킬 필요가 있다. 약에 의해 공황발작이 줄어들거나 약화되면 그에 따라 불안감이나 무력감 등도 줄어들기

---

7 광증과 유사한 증상으로, 진정한 의미의 정신병과는 달리, 신체적 질환이 원인이 되어 그 경과 중에 오는 정신적 증상으로, 일시적인 정신착란 등이 여기에 해당된다.

때문에 심리치료를 하기가 더 용이해진다. 그러나 약은 단지 공황발작을 조절할 수 있을 뿐이며 설사 약으로 공황발작을 완전히 없앨 수 있다 하더라도 약물치료만으로는 공황장애 환자의 뿌리 깊은 대인공포를 제거할 수 없다. 또한 약으로는 공황장애를 앓는 동안 생겨나서 고질화되는, 세상으로 다시 나가기를 꺼려하는 경향이나 병적인 방어기제의 남용 현상 등도 치료할 수 없다. 따라서 공황장애의 뿌리를 완전히 들어내려면 반드시 심리치료가 필요하다.

공황장애를 좌우하는 핵심 감정이 바로 대인공포이므로 치료자와의 건강한 관계―치료자와 환자 사이의 치료동맹 혹은 신뢰로운 관계―가 공황장애의 치료에 결정적으로 중요하다. 공황장애 환자들은 단지 사람을 무의식적으로 믿지 못하고 두려워할 뿐이지 사람을 사랑하게 되거나 믿게 되는 것을 거부하거나 싫어하는 것은 아니다. 아니, 정확히 말하자면 이들은 자기의 뿌리 깊은 대인공포와 대인불신감을 제거해줄 수 있는 믿음직한 동반자, 치료자를 간절히 원하고 있다. 공황장애 환자들이 전화상으로라도 치료자의 목소리를 들었을 경우 수초 내로 공황발작이 사라지기도 하는 것은 바로 이 때문이다. 그러므로 공황장애를 효과적으로 또 제대로 치료하려면 견고한 치료동맹에 기초해 약으로 주요 증상과 감정을 제어하면서 심리치료를 병행하다가 점차 약을 줄여가는 반면 심리치료를 강화함으로써 병의 근원을 제거해야 할 것이다.

2) 공황장애의 한의학 치료

보통 공황장애 환자들은 과도한 업무나 스트레스 등으로 인하여 심신心身이 지쳐 있는 경우가 많다. 따라서 우선적으로 지친 몸과 마음을 쉬게 해주고 편안하게 해주는 것이 필요하다. 심신이 지쳐 있다는 것은 한의학적으로 허虛한 상태를 의미한다. 따라서 치료는 허해진 상태를 보補해주는 것을 기본으로 하고 여기에 더해 각각의 환자들마다 상이하게 나타나는 다양한 정신적, 신체적 증상에 알맞은 치료를 해야 한다.

공황장애에서는 또한 신체적 증상이 뚜렷하여 환자들의 자각 증상이 절박하고 심한 것이 특징이며 미래의 공황발작에 대해 지나치게 두려워하는 경우가 많다. 이럴 경우에는 기본적으로 심장心臟 및 폐肺와 관련된 증상, 즉 심계항진이나 호흡곤란 등의 증상이 나타나고 심한 경우에는 자신이 죽을지도 모른다는 극도의 공포를 느끼게 된다. 따라서 공황장애의 치료에서는 약해진 심장을 잘 다스리는 것이 중요한데, 특히 심장이 문제가 되어 나타나는 증상, 즉 심계항진, 상열감, 불면, 건망 등이 두드러지는 경우에는 심장의 열熱을 내려주는 것을 목표로 치료를 해야 한다. 이와는 달리 만약 호흡곤란, 피부건조 등 폐의 손상으로 인한 증상이 주로 나타나는 경우에는 폐를 위주로 치료하는 것이 필요하다.

마지막으로 식욕부진, 소화불량 등 비위脾胃 관련 증상이 두드러질 경우에는 비위의 기氣 순환을 원활하게 해주는 치료를 하고 근육경련, 분노감정 등 간肝과 관련된 증상 그리고 성욕감퇴, 근골격계 통증 등 신장腎臟 관련 증상이 나타나면 해당 장부의 상태를 파악하여 그에 적합한 치료를 시행해야 할 것이다.

Summary

심리학

핵심 감정/기타 감정	불안(대인공포) / 수치감과 무력감
심리치료의 기본	대인공포감 제거

한의학

주요 감정	경驚, 공恐, 우憂, 비悲
병 리	기氣의 역란逆亂 및 기氣의 울체鬱滯 → 기氣의 순환 장애로 인한 허증虛症
신체 증상	심계항진, 식은땀, 번조 / 호흡곤란, 소화장애 등
치 법	보법補法 위주

특정 공포증

1. 특정 공포증

1) 정의

특정 공포증이란 인식할 수 있는 명확한 대상이나 상황에 대해 현저하고 지속적인 두려움을 느끼는 장애이다. 예전에는 특정 공포증을 단순 공포증Simple Phobia으로 부르기도 했다. 특정 공포증은 두려움을 유발하는 대상이나 상황의 차이에 의해 다음과 같이 구분된다.

① 동물형: 동물이나 곤충에 의해서 두려움이 유발되며 대체로 유년기에 시작된다.

② 자연환경형: 폭풍, 높은 장소, 물과 같은 자연환경에 의해서 두려움이 유발된다.

③ 혈액-주사-손상형: 혈액을 보거나 주사를 맞거나 또는 기타의 침습적인 의학적 시술에 의해서 공포가 유발된다. 이 공포증은

아주 흔하며 혈관과 미주신경과 관계가 있는 심한 혈관 미주신경 반응을 일으킨다.

④ 상황형: 공중 교통수단, 터널, 다리, 엘리베이터, 비행기, 운전, 폐쇄된 공간과 같은 특정 상황에 의해서 두려움이 유발된다. 광장공포증이 있는 공황장애와 유사하다. 그러나 광장공포증이 있는 공황장애에서는 먼저 예기치 못한 공황발작이 나타나고 그 공황발작에 의해서 촉발되는 여러 상황에 대한 회피가 나타나는 반면 상황형의 특정 공포증은 반복되는 예기치 못한 공황발작이 없는 상태에서도 상황적 회피가 나타난다.

⑤ 기타형: 질식, 구토, 질병을 유발할 수 있는 상황 등 앞에서 언급되지 않은 기타 자극들에 의해서 두려움이 유발된다. 벽에서 멀리 떨어져 있거나 무엇을 잡지 않고 있으면 추락할까봐 두려워하는 공간공포, 큰 소리 혹은 전설적 인물에 대한 아이들의 공포 등을 예로 들 수 있다.

성인의 경우에는 상황형이 가장 많고 그다음에는 자연환경형, 혈액-주사-손상형, 동물형의 순이다. 특정 공포증을 유발하는 두려운 대상이나 상황은 현재의 실제적인 위협이나 인간의 진화과정의 어느 시점에서 있었던 위협과 관련이 있다.

2) 유병율

특정 공포증은 지역사회 표본조사(미국)에 의하면 1년 유병율이 9% 정도이고 평생 유병율은 10~11.3% 정도이다. 일반인 사이에서 공포증은 흔하지만, 특정 공포증으로 진단 내릴 수 있을 만큼 뚜렷한 장애나 고통이 있는 경우는 흔하지 않다.

특정 공포증은 어린 시절에 많이 발병하며 여성에게 더 많다. 동물형과 자연환경형의 약 75~90%, 고소공포증의 약 55~70%, 상황형의 약 75~90%, 혈액-주사-손상형의 55~70%가 여성이다.

특정 공포증은 문화와 인종적 배경에 따라 다양하게 나타난다.

3) 주요 증상

(1) 신체적(생리적) 증상

- 일반적으로 심장 박동수가 증가한다. 다만 혈액-주사-손상형은 예외이다.

- 공황발작: 때로는 공포자극에 대한 반응으로 극심한 공황발작이 나타난다. 특히 피하기가 불가능하다고 생각되는 상황에 남아 있어야 하는 경우에 공황발작이 잘 발생한다.

(2) 감정적 증상

- 두려움: 공포자극(특정 대상이나 상황)에 직면했을 때 예외 없이 공포와 불안이 유발된다. 이때 두려움의 정도는 공포자극에의 근접정도(예: 고양이가 다가오면 두려움이 극심해지고 멀리 가면 두려움이 줄어든다)와 공포자극으로부터 도피할 수 있는 가능성의 정도(예: 엘리베이터가 층의 중간에 섰을 때 두려움이 극심해지고 다음 층에서 문이 열리면 두려움이 줄어든다)에 따라 다

양하다.

- 예기불안: 공포자극을 예견할 때 현저하고 지속적이며, 지나치거나 비합리적인 두려움을 경험한다. 여기에서 두려움의 초점이 되는 것은 비행기가 폭발할까봐 무서워서 비행기 여행을 두려워한다든지, 개에게 물릴까봐 개를 무서워한다든지, 다른 사람이 운전하는 차가 자기 차를 들이받을까 두려워서 운전을 못한다든지 하는 등의 어떤 대상이나 상황에 대한 예견적인 위험이다.

- 근심 걱정: 공포자극에 노출되었을 때 일어날 수 있는 자제력 상실 그리고 극도의 불안이나 기절에 대해 계속 근심하고 걱정한다.

(3) 정신적 증상

- 특정 공포증을 앓고 있는 청소년이나 성인은 자기들의 두려움이 너무 지나치거나 비합리적인 것임을 잘 알고 있다. 다만, 아이들은 예외이다.

(4) 행동(사회)적 증상

- 회피(도피)반응: 때로는 두려워하면서도 공포자극을 견뎌내지만 대부분의 경우에는 공포자극과 그것이 예견되는 상황을 회피한다.

- 사회활동의 곤란: 비행기 여행이 불가능해 승진을 하지 못한다거나 여러 사람이 모인 곳 혹은 폐쇄된 장소에 가지 못하는

등의 문제가 있어서 일상생활과 사회활동이 제한되며 궁극적으로는 직업활동에도 문제가 초래될 수 있다.

4) 특정 공포증의 원인

(1) 촉발요인

- 충격적인 사건: 개에게 물리는 등 동물에게 놀란 경험, 고장난 엘리베이터 같은 밀폐된 공간에 갇혔던 경험 등.
- 공황발작: 두려운 상황에서 예기치 못한 공황발작이 나타났던 경험.
- 간접 경험: 다른 사람이 높은 곳에서 떨어지는 장면을 보는 것, 다른 사람이 어떤 동물의 출현으로 두려워하는 모습을 보는 것, 다른 사람이 상처받는 현장을 목격하는 것 등.
- 정보 전달: 부모가 반복적으로 어떤 동물에 대해 주의하라고 말하는 것, 비행기 사고 혹은 쓰나미 사고 뉴스를 보는 것 등.

(2) 근본원인: 잠재되어 있던 불안과 허약한 마음

- 잠재되어 있던 불안: 어렸을 때부터 두려움이 심했던 사람일수록 충격적인 사건을 경험했을 때 특정 공포증을 앓게 될 가능성이 크다.
- 허약한 마음: 자신감, 자부심, 통제감, 용감성 등이 부족하거나 죄책감 등이 심한, 마음이 허약한 사람일수록 특정 공포증에 취약하다. 마음의 힘이 약한 아이들에게서 특정 공포증이

많이 나타나는 것은 이 때문이다.

2. 특정 공포증에 대한 통합적 접근

1) 특정 공포증을 지배하는 주요 감정들

(1) 두려움(육체적 생존에 대한 두려움)

특정 대상이나 상황에 대한 두려움 그리고 그런 공포자극과 조우하게 될지도 모른다는 두려움이다. 이 두려움은 공황발작이나 졸도를 일으킬 정도의 강렬한 공포로 체험되기도 하고 만성적인 불안으로 체험되기도 한다. 특정 공포증 환자가 느끼는 두려움은 본질적으로 육체적 생명이 위협당하는 것에 대한 두려움이다. 즉 특정 공포증 환자들은 특정 대상이나 상황에 의해 자기가 죽게 되거나 위해를 입을까봐 두려워한다.

(2) 무력감

공포자극이 공포를 유발하는 정도는 무력감과 비례한다. 무력감이 심한 사람일수록 공포를 더 많이 느끼는 반면 무력감이 적은 사람일수록 공포를 덜 느낀다는 것이다. 특정 공포증 환자의 무력감은 장애를 앓기 전부터 갖고 있던 것일 수도 있고 충격적인 사건을 경험한 후에 생겨난 것일 수도 있다. 그러나 이런 차이에도 불구하고 모든 특정 공포증 환자는 자기에게 자제력, 통제력 등이 크게 부족하거나 없다고 믿는 반면 자기가 전반적으로 무력하거나 특정 상황에서 아주 무력해진다고 믿는다.

2) 한의학으로 바라보는 특정 공포증
- 경(驚), 공(恐), 우(優), 사(思), 비(悲)

특정 자극(특정 대상이나 상황)과 관련이 있기는 하지만, 특정 공포증도 공황장애와 마찬가지로 과도한 공포감이 문제이므로 칠정七情 중에서는 무엇보다 경驚과 관련이 있다. 또한 예기불안을 비롯하여 만성적 불안이 나타나므로 특정 공포증은 칠정상七情傷 중에서 공恐과도 관련이 있다. 어쨌든 공포감정이 과도해지면 인체 내의 혈血과 정精을 소모하게 되는데, 혈허血虛와 정허精虛 상태가 지속되면 이것과 직접적으로 관련이 있는 장부인 간肝, 심心, 신장腎臟 등이 손상된다.

특정 공포증 환자들은 예기불안이 심해서 항상 근심 걱정을 떠안고 사는데, 이를 통해서 특정 공포증이 우憂, 사思와도 관련이 있을 것임을 추측할 수 있다. 심리학적으로 볼 때, 우와 사는 단지 감정만이 아니라 감정이 유발하는 경미한 사고장애까지 포괄하는, 즉 감정과 결부되어 있는 사고의 특징까지 포함하는 개념이라고 말할 수 있다. 우는 불안 같은 불안정한 감정 상태로 인해 과도한 근심 걱정을 하는 것이고, 사는 심리학에서의 '강박적 사고'의 예처럼 감정의 문제로 인해 특정 사고에 과도하게 몰두하는 것을 의미한다. 우와 사가 과도해지면 그것을 주관하는 비脾, 위胃 등의 장부가 손상될 수 있다. 비, 위와 같은 소화기관은 음식물을 소화시켜

혈과 정을 생성하는 장부여서 비위와 같은 장부의 손상은 혈허와 정허, 즉 혈과 정의 부족 상태를 야기하게 될 수 있다. 만성적 스트레스가 소화기관의 병, 특히 위에 손상을 초래한다는 사실은 대중적으로도 널리 알려져 있는데, 이것은 만성적 스트레스가 우, 사의 감정을 과도하게 만들어 비, 위 등을 손상시키는 한의학적 메커니즘과 밀접한 관련이 있다고 볼 수 있다.

특징 공포증은 또한 무력감이나 우울감 등을 유발하는 경우가 많으므로 비悲가 혼합된다고 말할 수 있는데, 앞서 지적한 바와 같이 비悲의 감정이 과도해지면 기氣가 정체되어 소통이 원활치 못하게 된다.

3) 칠정상(七情傷)에 따른 주요 증상

공포와 불안은 혈血을 부족하게 만들고, 이는 혈血을 저장하는 장부인 간肝의 허虛를 유발하게 된다. 한의학에서는 간肝을 장군지관將軍之官이라 하여 용맹, 투쟁심 등과 관련이 있는 장부로 보고 있다. 간이 실實해지면 노怒의 감정이 유발되는 반면, 간이 허해지면 분노의 반대감정 혹은 분노조차 할 수 없는 심리상태가 초래하는 무력감을 느끼게 되어 용맹, 투쟁심이 없어지는 반면 두려움은 더욱 심해진다. 심리학에서는 동기의 좌절이 항상적으로 그리고 직접적으로 분노를 유발하며, 동기의 좌절이 반복되면 결국에는 무력감이 초래된다고 보고 있다. 이런 점에서 심리적인 동기 좌절과 가장 밀접하게 관련되어 있는 인체의 장기가 바로 간임을 미루어 짐작할 수 있다. 간허肝虛 상태가 지속되면 심리적으로는 비겁함이나 무력감, 의기소침 같은 증상이, 신체적으로는 근육경련이나 입이 쓰고 눈이 뻑뻑하고 침침해지는 등의 증상이 나타난다.

과도한 공포심은 또한 정精을 소모시켜 공恐을 주관하는 장부인 신장腎臟을 손상시킬 수 있다. 신腎은 골骨 및 비뇨생식기계를 주관하는 장부여서 신이 허해지면 뼈가 시리거나 힘줄이 오그라드는 등의 근골계통과 관련된 증상 그리고 소변 이상, 정력이나 성욕 감퇴 등의 비뇨생식기계와 관련된 증상이 나타나게 된다. 또한 신허腎虛는 비脾, 위胃 등의 소화기관에도 영향을 미치므로 구역감이나 소화불량, 대소변 이상 등의 증상이 유발될 수도 있다.

3. 특정 공포증의 치료

1) 특정 공포증의 심리 치료

발병 전까지는 정신건강에 이상이 없었으나 충격적인 경험으로 인해 갑자기 특정 공포증을 앓게 되었을 경우—이를 급성 특정 공포증 혹은 경미한 특정 공포증으로 명명할 수 있을 것이다—에는 '체계적 둔감법'과 같은 행동주의 요법이 나름 효과가 있다. 뱀 공포증이 있는 아이에게 처음에는 뱀의 사진을 보여주면서 긴장이완 훈련을 시키고 다음에는 뱀 장난감을 보여주거나 만지게 하면서 긴장이완 훈련을 시키며, 마지막에는 뱀을 보여주면서 긴장이완 훈련을 시키는 식으로 공포자극에 대해 점점 감정적으로 둔감해지도록 만드는 것을 체계적 둔감법이라고 한다. 그런데 사실 체계적 둔감법의 치료효과는 공포증 환자가 공포자극에 둔감해져서라기보다는 뱀에 대한 공포감정을 각각의 치료단계마다 조금씩 방출하고 해소함으로써 궁극적으로 뱀에 대한 과도한 공포감정이 제거됨으로써 가능해지는 것이므로 정신분석학적인 카타르시스 효과 덕이라고 봐야 할 것이다. 발병 이전에는 정신건강에 문제가 없었으나 사고 등으로 갑자기 특정 공포증을 앓게 된 경우가 아니라 어릴 때부터 불안이 심했던 사람이 촉발요인으로 인해 특정 공포증을 앓게 된 경우에는 체계적 둔감법으로는 치료가 어렵다. 왜냐하면 이 경우에는 특정 공포증의 진정한 원인이 뱀에 물렸던 촉발요인 등이 아니라 과거의 뿌리 깊은 불안에 있기 때문이다.

잠재된 불안이 있는 사람에게 특정 공포증을 촉발하는 공포자극은 항상 두려움에 찌들어 살고 있던 자기를 합리화할 수 있게 해주는 도구 혹은 방어기제가 될 수도 있다. 예를 들면 잠재된 불안으로 인해 평상시에 좀처럼 마음의 안정을 누려보지 못해 괴로워하던 이가 뱀에게 물린 후부터는 '이건 다 뱀 때문이야'라고 자기합리화를 함으로써 두려움의 진정한 원인을 직면하지 않게 되거나 무의식적으로 은폐하게 될 수 있다는 것이다. 또한 잠재된 불안이 있는 사람에게 특정 공포증은 그동안 억눌러왔던 두려움이라는 감정을 표출할 수 있는 기회와 통로를 제공해주기도 한다. 좀 심하게 말하자면 특정 공포증을 빌미삼아 마음껏 두려움을 표출하게 될 수 있다는 것이다. 그렇지만 이들의 두려움은 본질적으로 특정한 공포자극에 대한 두려움이 아니라 잠재된 불안이므로 공포자극을 향해 두려움을 강하게 표출한다 하더라도 해소되지 않는다. 그래서 이런 사람들의 경우에는 뱀에 대한 공포증을 치료하고 나면 공포의 대상이 뱀에서 다른 대상으로 바뀌어버리는 식으로, 다른 대상이나 상황에 대한 공포증이 다시 생겨나는 것이다.

특정 공포증 환자들이 일반적으로 한 가지 이상의 대상이나 상황에 대해 공포반응을 보이며, 성인기에 이르기까지 지속되는 공포증의 약 20% 정도만 증상이 완화되는 것은 대부분의 특정 공포증이 잠재된 불안(혹은 허약한 마음)에서 비롯되고 있음을 시사해준다. 따라서 특정 공포증을 제대로 치료하려면 환자가 발병 전에는 정신적으로 건강했지만 갑작스런 사건 등으로 인해 특수 공포증을 앓게 된 경우와 발병 전부터 잠재된 불안이 있었던 사람이 특정 공포증을 앓게 된 경우를 구분해야 하며 후자에 대해서는 반드시 심도 있는 심리치료를 해야 할 것이다.

2) 특정 공포증의 한의학적 치료

앞에서 지적했듯이 특정 공포증은, 경驚과 공恐을 기본으로 하고 그것에 우憂, 사思, 비悲 등이 결합된 장애이므로 기본적으로 신장腎臟, 간肝, 비脾, 위胃 등의 장부에 문제가 생기게 된다. 따라서 혈허血虛 및 정허精虛가 주요 발병기전이 되므로 부족해진 혈血과 정精을 보補해주는 것을 치료의 기본원칙으로 삼아야 한다. 여기에 더해 각각의 환자에게 가장 우세한 감정을 민감하게 관찰하고 그것으로 인한 신체증상까지 면밀하게 살핀 후에 그에 적합한 치료를 해야 한다. 예를 들어 신허腎虛로 인한 증상이 두드러지고 근골계통이나 비뇨생식기 관련 증상이 나타난다면 신腎을 보補하는 치료를 하고,

간肝이 허虛하여 근육경련, 입이 씀, 안구 건조 등의 증상이 나타난다면 간을 보補하는 치료를 위주로 해야 한다. 만약 비脾, 위胃 등 소화기 계통의 증상이 나타난다면 이를 개선시키기 위한 치료를 해야 할 것이다.

한의학적으로 볼 때, 특정 공포증으로 인한 신체적 증상의 개선은 그것과 관련된 감정들 그리고 그런 감정들을 주관하는 장부들의 상태가 좋아지는 것을 나타내주는 하나의 지표로 간주할 수 있다. 즉 문제가 있는 각 장부들의 상태를 개선시키면 그런 장부들과 관련이 있는 감정 상태가 좋아지며 그에 따라 특정 공포증의 심리적 증상들도 줄어들 것이라고 기대하는 것이 합리적이다.

Summary

심리학

핵심 감정/기타 감정	공포와 불안(주로 육체적 생존과 관련) / 무력감
심리치료의 기본	잠재되어 있는 불안 제거

한의학

주요 감정	경驚, 공恐, 우憂, 사思, 비悲
병 리	혈허血虛 및 정허精虛 → 간허肝虛 및 신허腎虛
신체 증상	무력감, 근육경련, 비뇨생식기계 증상 등
치 법	보간신補肝腎 위주

사회공포증

1. 사회공포증

1) 정의

사회공포증은 한 가지 또는 그 이상의 사회적 상황이나 활동상황에 대해 현저하고 지속적인 두려움을 느끼는 장애이다. 사회공포증 환자들은 친숙하지 못한 사람들이나 타인에 의해 주시되는 상황을 두려워하거나 자기들이 수치스럽거나 당혹스런 방식으로 행동할까봐 혹은 불안증상을 보일까봐 두려워한다. 사회공포증보다 두려움의 강도가 약한 장애는 사회불안장애Social Anxiety Disorder라고 한다.

대부분의 사람들이 두려워하는 것은 '연설'이고, 절반 정도의 사람들이 두려워하는 것은 '낯선 사람과의 대화' 혹은 '새로운 사람과의 만남'이다. 식사, 음주, 대중 앞에서 글쓰기, 공중화장실의 이용과 같은 기타의 사회공포도 있기는 하지만 드문 편이다. 사회공포증이 있는 사람들은 대부분 한 가지 이상의 사회적 상황을 두려워한다.

사회공포증 중에서도 특정한 사회적 상황이나 활동상황에 대해 두려움을 느끼는 것이 아니라 대화를 시작하거나 지속하는 것, 작은 모임에 참석하는 것, 데이트하는 것, 상사에게 보고하는 것, 파티에 참석하는 것과 같은 모든 사회적 상황에 대해 두려움을 느끼는 것을 '일반형 사회공포증'이라고 한다. 일반형 사회공포증 환자는 보통 공적인 활동상황과 사회적 상호작용 상황 모두를 두려워하고 사회적 기술에 있어서 결함을 드러내며 그 결과 한층 심각한 사회적, 직업적 문제를 드러내는 경향이 있다.

2) 유병율

지역사회 중심의 역학적 연구들(미국)에 의하면 사회공포증은 평생 유병율이 3~13% 정도이다. 그러나 사회공포증 진단을 받을 정도까지는 아니지만 사회적 상황에 대해 공포를 느끼는 사람은 훨씬 더 많다. 한 연구에 의하면 조사 대상자의 20%가 연설이나 활동에 대한 지나친 공포를 보고했지만, 그 가운에 오직 2%만이 사회공포증 진단을 충족시킬 정도의 장애와 고통을 경험하고 있었다.

3) 주요 증상

(1) 신체적(생리적) 증상
 − 불안과 관련된 신체적 증상: 심계항진, 진전[8], 땀 흘림, 위장관
　장애, 설사, 근육긴장, 뺨 붉어짐 등이 나타난다. 특히 뺨이 붉

어지는 것이 사회공포증의 전형적인 신체적 증상이다.

- 공황발작: 때로는 불안반응이 극심해서 공황발작 혹은 그것과 유사한 증상이 나타나기도 한다.

(2) 감정적 증상

- 수치감: 수치감은 타인들로부터 인격적 모욕을 당했을 때, 비웃음을 사거나 창피를 당했을 때, 인정받거나 존중받지 못했을 때, 비난을 들었을 때, 버림받을 때 전형적으로 느끼는 감정이다. 사회공포증 환자들은 두려워하는 사회적 상황에서 수치감에 지배당할 뿐만 아니라 평상시에도 장차 수치감을 느끼게 될까봐 걱정하고 두려워한다.

- 공포: 수치감이나 당혹감을 초래하는 사회적 상황 또는 활동 상황에 대한 현저하고 지속적인 공포.

- 예기불안: 대중연설을 하기로 예정되어 있는 수 주일 전부터 매일같이 걱정을 하는 등 심한 예기불안이 앞으로 부딪치게 될 사회적 상황이나 공공 상황에 훨씬 선행하여 발생하기도 한다. 예기불안은 다음과 같은 악순환으로 이어지기도 한다. 예기불안 → 자신이 상황을 두려워하고 있다는 인식 + 상황에 대한 불안증상 → 두려운 상황에서 실제적이거나 정상적인 수행의 실패 → 수치감(당혹감) → 두려운 상황에 대한 예기불

---

8   진전(Tremor): 신체의 일부분이 자기 의지와는 상관없이 규칙적으로 움직여지는 증상. 진전이 특징적으로 나타나는 질환에는 파킨슨병, 특발성 진전증, 근긴장이상증, 말초신경병증, 소뇌 및 뇌간의 여러 질환들, 두부외상의 후유증 등이 있다.

안 증폭.

(3) 정신적 증상

- 피해의식: 암묵적으로 타인들이 자기를 불안정하고, 약하고, 미쳤고, 멍청하다고 생각할 거라고 믿는다.

(4) 행동(사회)적 증상

- 회피(도피)반응: 사회적 상황이나 활동상황을 때로는 두려워하면서도 견뎌내지만 대부분의 경우 회피한다.
- 사회생활의 곤란: 상사나 동료에게 이야기를 하는 동안 불안을 느끼거나 회피하려 하기 때문에 직장생활이나 업무수행을 제대로 감당해내지 못하며 시험불안이나 출석에 대한 회피 때문에 학점이 미달되는 경우가 흔하다. 사회적 관계가 좁아지기 마련이고 심한 경우에는 결혼하기도 힘들다.

4) 사회공포증의 원인

(1) 세상을 두려워하는 부모

로젠바움Rosenbaum, 1992과 동료들의 연구에 의하면 사회공포증 환자의 부모는 불안장애, 그중에서도 특히 사회공포증을 갖고 있는 경우가 많았다. 이것은 불안이 심해 사회를 두려워했던 부모가 자식들에게 세상이 위험한 곳이라는 감정이나 신념을 심어준 결과 그들이 무의식적으로 사람 나아가 사회를 두려워하게 되었을 가능성이 있다는 것을 보여준다.

여러 인물들을 분석했던 나의 연구들 역시 부모, 특히 아버지가 어떻게 사회활동을 했는지가 사회에 대한 자식들의 태도나 감정을 좌우한다는 것을 뚜렷이 보여주고 있다. 가족 내에서 사회활동을 담당하는 부모—주로 아버지이다—가 사회를 두려워했거나 사회활동을 힘겨워했을 경우 자식들 역시 사회를 무의식적으로 두려워하게 되고 실제로도 사회활동에서 고전을 면치 못하는 경향이 있다. 즉 이들에게는 사회공포증이나 사회불안장애의 수준까지는 아니더라도 사회활동을 하다가 위기가 닥치면 용감하게 맞받아 나가기보다는 일단 뒤로 물러서고, 자기의 사회적 능력을 저평가하며, 미래의 사회활동에 대해 비관하는 경향이 있다는 것이다.

(2) 당혹스러웠던 과거의 경험

어린 시절에 주변 사람들이 창피를 주고, 비판하고, 놀리고, 모욕하고 심지어는 버림으로써 자기를 당황하게 만들었던 일이 반복되었을 경우 그는 타인들을 해로운 존재로 인식할 뿐만 아니라 그런 일이 계속 반복될까봐 몹시 두려워하게 될 것이다. 사회공포증 환자들 중 상당수가 사회적 억제나 수줍음과 같은 유년기의 과거력을 가지고 있으며 일반적으로 사회공포증은 본격적으로 사회생활을 시작하는 10대 중반에 발병하는데, 이는 사회공포증이 어느 날 갑자기 앓게 되는 병이 아니라 오래된 심리적 문제가 사회활동이 본격화되는 시점에 맞물려 터져 나온 결과임을 시사해준다. 슈나이어Schneier와 동료들이 성인 13,000명을 조사한 연구에 의하면 사회공포증 환자가 다른 주요 정신질환을 평생 동반하는 경우가 무려 69%에 달하는데, 이것 역시 사회공포증이 특정한 사회적 상황에 대한 단순한 두려움이 아닌 뿌리 깊은 심리적 문제의 한 표현이라는 가르침을 준다.

2. 사회공포증에 대한 통합적 접근

1) 사회공포증을 지배하는 주요 감정들

(1) 두려움(사회적 생존에 대한 두려움)

사회공포증 역시 불안장애의 하나이므로 표면적으로는 두려움이라는 감정이 주요하게 부각된다. 그러나 여기에서 문제는 사회공포증 환자들이 진정으로 두려워하는 게 과연 무엇이냐 하는 것이다. 예를 들어서 이 주제를 한번 살펴보자. 어떤 사회공포증 환자는 대중연설을 해야 하는 사회적 상황을 몹시 두려워한다. 왜 대중연설을 두려워할까? 대중연설을 잘하지 못할까봐 두려워한다. 대중연설을 잘 하지 못하는 것을 왜 두려워할까? 남들한테 창피를 당할까봐 그래서 수치감이나 당혹감 등을 느끼게 될까봐서다. 그렇다면 그는 수치감이나 당혹감 같은 감정을 왜 그다지도 두려워할까? 아마 이 질문에 대한 대답이야말로 사회공포증 환자들이 진정으로 무엇을 두려워하고 있는지를 알 수 있게 해줄 것이다. 수치감이나 당혹감은 사람들에게 두 가지 차원에서 커다란 고통을 안

겨줄 수 있다.

첫째로 수치감이나 당혹감은 어린 시절에 부모 혹은 주변 사람들의 잘못된 행동으로 인해 강요당해야만 했던 유년기의 수치감과 당혹감을 재생시킬 수 있다. 이럴 경우 특정한 사회적 상황에서 사회공포증 환자들이 느끼는 수치감과 당혹감에는 유년기에 경험했던 수치감과 당혹감까지 포함될 것이므로 그것은 특정한 사회적 상황이 통상적으로 유발하는 감정의 강도보다 훨씬 더 강력할 것이다.

둘째로 수치감과 당혹감을 세상 사람들이 자기를 인정해주지 않으며 나아가 사회가 자기를 버릴 것이라는 암시나 상징으로 해석할 경우 사람들은 자신의 사회적 생존 혹은 사회적 생명이 위협당한다고 느낄 수 있다. 한마디로 사회공포증 환자들은 수치감, 당혹감과 같은 감정들을 사회적 인정과 존중을 필수적으로 요구하는 '사회적 생명'이 위태로워지는 것으로 간주하기에 그토록 두려워한다는 것이다. 상당수 심리학자들이 타인의 평가, 즉 '타인에 의해 평가받는다는 것에 대한 두려움'을 사회공포증의 핵심이라고 말하는 것은 이와 관련이 있다. 이런 점에서 사회공포증의 두려움은 육체적 생명이 위협당한다고 느끼는 특정 공포증의 두려움과는 그 질이 다르다고 말할 수 있다.

어린 시절에 부모한테 자주 면박을 당하거나 비난을 받아서 극심한 수치감이나 당혹감을 경험해야만 했던 아이는 부모(혹은 주 양육자)가 자기를 버릴지도 모른다는 두려움, 즉 유기공포까지 갖게 될 위험이 크다. 그리고 이런 아이는 훗날 세상 사람들로부터 인정받거나 존중받지 못한다는 느낌을 받을 때마다 어린 시절의 유기공포로 인해 사회(세상)가 자기를 버릴 거라는 두려움에 남들보다 더 쉽게 휩싸이게 될 것이다. 이런 점에서 사회공포증의 두려움이란 부모에게서 버림받는 것과 관련된 유년기의 무의식적 두려움(유기공포)이 사회로부터 버림받음으로써 자기의 사회적 생명이 시들거나 짓밟히는 것에 대한 두려움으로 한층 악화된 것이라고 말할 수 있을 것이다.

(2) 수치감과 당혹감

앞에서 지적한 대로 사회공포증 환자들은 특정한 사회적 상황에서 수치감, 당혹감, 부끄러움 등을 고통스럽게 체험할 뿐만 아니라 그런 감정들이 유발되는 것 자체를 두려워한다. 이들이 비관적이거나 부정적인 평가와 배척에 대해 과민반응을 보이는 것은 바로 이 때문이다.

(3) 슬픔과 분노

타인들로부터의 저평가나 비판 등을 지나치게 두려워한다는 것은 그가 어린 시절에 사랑과 지지가 매우 부족한 환경에서 자라났음을 시사해준다. 따라서 이런 사람의 마음속 깊은 곳에는 사랑받지 못했던 어린 시절 동안 쌓여온 슬픔 그리고 지지적이지 않은 부모에 대한 누적된 분노가 자리 잡고 있을 가능성이 크다.

이 외에도 사회공포증에서는 우유부단함, 자기혐오감, 열등감 등도 빈번하게 나타난다.

2) 칠정상(七情傷)과 사회공포증 - 우(憂), 경(驚), 공(恐), 비(悲)

사회공포증은 특정 공포증과 마찬가지로 칠정七情 중에서 우憂, 경驚과 가장 크게 관련이 있으며 공恐 등과도 관련이 있다. 앞에서도 지적했듯이 주로 과거의 경험에서 비롯되는 공이 심리학에서 언급하는 '불안'과 유사하다면, 우는 미래에 대해 걱정하고 근심하는 '예기불안'과 유사하다. 따라서 공과 우는 모두 불안이라는 동일한 감정이기는 하지만 대상의 특정성과 구체성 —공과 달리 우는 대상이 분명치 않다— 그리고 과거에 기반을 두고 있는지 아니면 미래의 불확실성과 관련이 있는지—공은 주로 과거와 우는 미래와 관련이 있다—에서 차이가 있다. 이렇듯 한의학적으로 특정 공포증과 사회공포증은 유사한 감정 상태 및 병리기전을 보이기는 하지만 특정 공포증과 사회공포증 간에는 다음과 같은 중요한 차이가 있다. 특정 공포증에서는 특정 자극으로 인한 개인의 신체적, 물리적 손상에 대한 공포가 주된 감정인 반면, 사회공포증에서는 타인들 혹은 사회로 인한 사회적 생명의 손상에 대한 공포가 주된 감정적 증상이다. 즉 특정 공포증의 원인이 물리적인 위험, 개인의 '신체적 죽음'에 대한 공포라면 사회공포증의 원인은 '사회적 죽음', 소위 사회로부터 버림받거나 매장당하는 것에 대한 공포라는 것이다. 그렇기 때문에 사회공포증이 본격화되면 무력감과 무가치감, 고독감과 자기 연민 등으로 인한 깊은 슬픔으로 인해 필연적으로 강한 강도의 비悲가 나타난다. 이런 점에서 특정 공포증과 질적으로 구별되는 사회공포증의 특징은 강한 강도의 '비'의 감정에 있다고 말할 수 있을 것이다.

공포감정의 질적 차이로 인해, 특정 공포증과 사회공포증이 모두 다 경驚, 공恐, 비悲, 우憂의 감정들과 관련이 있음에도, 특정 공포증에서는 경과 공의 감정이 더 우세하게 나타나는 반면 사회공포증에서는 우와 비의 감정이 더 우세하게 나타나는 경향이 있다.

3) 한의학적 주요 증상

공포나 불안이 과도해지면 특정 공포증과 마찬가지로 혈血과 정精을 소모하게 되고 기氣가 펼쳐지지 못하여 울체鬱滯 된다. 혈허血虛 및 정허精虛가 심해지면 신장腎臟이 손상을 받아 비뇨생식기계 관련 증상이 나타나거나 근골계통과 관련된 증상이 나타날 수 있다. 또한 혈허가 간허肝虛 상태를 유발할 수 있는데 이럴 경우에는 입이 쓰고, 눈이 뻑뻑하고 침침해지는 등의 증상이 나타나게 된다.

기의 울체가 심해지면 심장心臟이 손상을 받아 가슴 답답함, 심계 항진, 불면, 상열감 등이 나타날 수 있고 간기肝氣가 울결하여 펼쳐지지 못하면 분노하기 쉽고 근육경련, 구토, 설사, 건망 등의 증상이 나타나게 된다. 그리고 특정 공포증과 마찬가지로 기체氣滯 상태가 비脾, 위胃 등 소화기관에 영향을 미치면 잘 체하기, 소화불량, 구역, 구토 등의 증상들을 유발할 수 있다.

마지막으로 사회공포증에 특징적인 비悲의 감정이 과도해지면 폐肺의 기氣가 정체되고 폐가 손상되어 호흡곤란, 식은땀, 탈모 등의 호흡기 및 면역 관련 증상이 나타날 위험이 커진다.

3. 사회공포증의 치료

1) 사회공포증의 심리 치료

사회공포증 환자들은 사람 자체를 두려워한다기보다는 사람들에 의해 저평가되거나 비판당하는 것을 두려워한다. 그래서 이들 중 일부는 치료자로부터 비판이나 비난을 받을까봐 두려워 치료에 저항하기도 한다. 그러나 일단 안정적인 치료동맹이 형성되어 환자가 치료자를 신뢰하게 되고 치료자로부터 지속적으로 정서적인 지지와 격려를 받게 되면 심리치료에 비교적 잘 반응한다.

사회공포증을 제대로 치료하려면 두려움의 깊숙한 뿌리를 파헤칠 필요가 있다. 즉 특정한 사회적 상황에 대한 공포반응이나 일부 증상들만 없애는 식의 피상적인 치료만으로는 사회공포증을 제대로 치료할 수 없으므로 타인들의 평가에 지나치게 연연해하는 심리, 수치감이나 당혹감 등에 대한 과도한 두려움, 유년기의 유기공포 등을 해결해야 한다는 것이다.

마지막으로, 비록 사회공포증(사회불안장애) 진단을 받을 정도는 아니지만, 일반인 사이에 사회불안[9]이 아주 흔함에도 불구하고 이들이 심리치료나 상담 등을 통해 자기문제를 해결할 수 있는 기회를 거의 갖지 못하고 있다는 안타까운 현실을 지적하고 싶다. 사회불안이 있는 사람들의 경우 사회활동에서 두드러진 문제를 드러내

---

9   나는 그동안 출간되었던 다수의 저서들에서 '사회불안'을 정신장애가 아닌 사회 혹은 사회활동을 두려워하는 심리를 통칭하는 개념으로 사용해왔다.

지는 않으나 그들의 심적 고통이나 사회활동에서 감내해야 하는 손해의 크기는 결코 작지 않다. 따라서 사회불안이 있는 사람들은 자기 문제를 가볍게 여기지 말고 적극적으로 자기치유의 기회를 마련해 정신건강을 향상시킴으로써 잠재력을 충분히 발휘하면서 더 행복하게 살아가야 할 것이다.

2) 사회공포증의 한의학 치료

사회공포증은 특정 공포증과 감정적으로 유사한 면이 많다. 그러나 사회공포증은 신체적 생존보다는 사회적 존재, 사회구성원으로서의 생존 문제와 관련이 있어서 사회에 대한 공포(혹은 대인공포)와 더불어 슬픔이나 우울감이 상당히 심하므로 비悲와 우憂의 감정이 과도해질 위험이 크다.

과도한 비와 우의 감정은 기氣의 원활한 순환을 막아 울체시킴으로써 전신의 기능을 저하시키고 그 결과 다양한 통증, 소화불량, 무기력 등의 증상을 유발한다. 따라서 사회공포증에 대한 한의학적 치료에서는 기를 원활하게 순환시키는 것을 첫째가는 원칙으로 삼아야 한다. 이와 더불어 사람마다 세부 증상들이 다르게 나타날 수 있으므로 신장腎臟, 간肝, 비脾, 위胃, 심心과 같은 장부들의 손상 여부를 면밀히 관찰하여 해당 증상에 따라 적합한 치료법을 고려할 필요가 있다.

Summary

심리학

핵심 감정/기타 감정	공포와 불안(주로 사회적 생존과 관련) / 수치감, 슬픔, 분노 등
심리치료의 기본	유기공포와 같은 근원적인 감정 제거(부모관계 분석)

한의학

주요 감정	우憂, 경驚, 공恐, 비悲
병리	혈허血虛와 정허精虛를 동반한 기氣의 울체鬱滯 → 간허肝虛, 신허腎虛 및 심心, 비위脾胃 기체氣滯
신체 증상	피로감, 소화불량, 근골계 통증, 비뇨생식기계 이상 등
치법	보간신補肝腎 및 이기理氣 위주

섭식장애

섭식행위의 현저한 장애를 특징으로 하는 섭식장애—신경성 식욕부진증과 신경성 폭식증—는 현대 자본주의사회에 특징적인 정신질환이라고 말할 수 있다. 서구사회에서 1960년대 이후로 신경성 식욕부진증이 두 배 이상으로 발병했으며, 신경성 폭식증의 유병율 또한 사춘기와 청년기 여성에서 거의 1%에 이르게 된 것이 이를 잘 보여준다. 인간의 노동력만이 아니라 성 나아가 육체까지 상품화하고 있는 오늘날의 자본주의사회는 대중매체를 통해 '늘씬한 여성'의 이미지를 반복해 내보냄으로써 여성에게 가장 중요한 것은 내적인 주체성이나 아름다움이 아닌 외모라는 잘못된 인식을 확대재생산하고 있다. 한마디로 현대 자본주의사회는 외모가 뛰어난 여성은 상품성이 높은 여성으로 높이 찬양하는 반면 외모가 떨어지는 여성은 상품성이 없는 여성으로 저평가하는 것이다. 그래서 서구 자본주의사회에서 섭식장애를 앓는 이들은 대부분 경쟁에 민감한 여성, 즉 백인이고 경제적으로 풍요로우며 교육을 많이 받은 여성들이다. 또한 주류 서구문화를 비판적으로 대하면서 자기의 주체성을 지키려는 이들보다는 주류 이데올로기에 순응하거나 그것에 안주하는 여성들이 이 장애에 더 취약하다. 서구, 특히 미국의 주류 이데올로기를 그대로 직수입하고 있는 한국사회에서도 섭식장애는 점차 늘어나고 있는 추세다.

1. 신경성 식욕부진증(Anorexia Nervosa)

1) 정의

체중증가에 대한 극심한 공포와 체형 또는 신체의 크기에 대한 심각한 지각장애 등으로 인해 최소한의 정상체중을 유지하는 것을 거부하는 장애이다.

2) 유병율

신경성 식욕부진증은 음식물은 풍부한 반면 날씬한 것이 매력적이라고 여겨지는 선진 자본주의사회에서 보다 흔하며 특히 여성에게서 두드러진다. 신경성 식욕부진증의 90% 이상이 여성에게서 발생한다.

여성의 유병율에 관한 연구(미국)에 의하면 신경성 식욕부진증의 완전한 진단기준을 충족시키는 비율은 0.5~1.0%이지만 이 기준에 미치지 못하는 경우는 좀 더 흔하다. 이 장애는 최근 수십 년간 계속 증가하는 추세에 있으며 평균 발병연령은 17세이고 40세 이상의 여성에게서는 거의 발생하지 않는다.

3) 주요 증상

(1) 신체적(생리적) 증상

- 저체중: 음식물 섭취를 과도하게 제한한 결과 나이와 키에 비해 최소한의 정상 수준보다 낮은 체중이 나타난다. 통상적으로 나이와 신장을 고려해 정상이라고 간주되는 체중의 85% 이하인 경우, 좀 더 정확하게는 신체질량지수BMZ가 17.5kg/㎡과 같거나 그 이하의 값을 갖는 경우를 정상 미달체중으로 간주한다. 이러한 체중감소는 일차적으로 음식물 섭취의 총량 감소를 통해 일어난다.
- 무월경: 무월경은 여성에게서 나타나는 신경성 식욕부진증의 대표적인 생리적 기능장애이며, 일반적으로는 체중 감소의 결과이다.
- 기타: 변비, 복통, 추위에 대한 내성 저하, 무기력감, 과도한 에너지, 심각한 저혈압, 저체온, 피부 건조 등. 신경성 식욕부진증의 다양한 신체징후와 증상들은 대부분 기아 혹은 하제의 사용으로 인한 결과이다.

(2) 감정적 증상

- 비만에 대한 공포: 체중 증가나 비만을 몹시 두려워해서 광적으로 날씬해지려고 노력한다.
- 무가치감: 신경성 식욕부진증 환자들은 자신이 무가치하며 무용지물이라는 느낌을 갖고 있다. 이런 느낌을 보상하기 위

해 이들은 주변환경을 통제하거나 조절하고자 하는 강한 욕
구를 드러내기도 한다.

- 감정표현 억제: 과도하게 억제된 동기 및 감정표현. 섭식행위
에 대한 과도한 억제가 일상화되다보면 그것은 자기의 동기나
감정의 표현까지 전반적으로 억제하는 것으로까지 확대되기
마련이다. 대인공포나 무가치감 등으로 인해 위축된 사회성
또한 동기와 감징의 표현을 최소화시키는 데 영향을 미친다.

(3) 정신적 증상

- 걱정: 비만에 대한 걱정은 실제로는 체중이 계속 감소하는데
도 높아지는 경우가 흔히 있으며, 때로는 공공장소에서 식사
하는 것에 대해서도 걱정한다.
- 체형과 체중에 대한 인식 장애: 신경성 식욕부진증 환자들의
자신의 체중과 체형에 대한 경험과 의미는 크게 왜곡되어 있
다. 이들 중 일부는 자기가 전체적으로 과체중이라고 느끼는
반면, 일부는 실제로는 자기가 호리호리하다는 것을 알고 있
기는 하지만 신체의 어떤 부위, 특히 복부, 둔부, 대퇴부 등이
너무 비만하다고 생각한다. 신경성 식욕부진증 환자들은 신
체의 크기나 체중을 측정하는 다양한 기술을 습득하고 있으
며, 지나치게 체중을 측정하고 신체의 일부분을 강박적으로
측정하며 비만하다고 여겨지는 부위를 살펴보기 위해 끊임없
이 거울을 본다.
- 자기평가 기준의 왜곡: 체형과 체중에 따라 자존심이 심하게

좌우된다. 체중 감소는 탁월한 성취와 뛰어난 자기통제의 표시로 받아들여지는 반면 체중 증가는 용납될 수 없는 자기조절의 실패로 인식된다.

- 부정: 신경성 식욕부진증 환자들 중 일부는 자신이 호리호리하다는 것을 인정하지만 영양결핍으로 인한 심각한 의학적인 합병증은 전형적으로 부정한다. 따라서 이들이 체중감소 그 자체를 호소하는 일은 아주 드물고, 문제에 대한 병식이 결여되어 있거나 문제를 부정하며, 치료자에게 신뢰할 수 없는 정보를 제공하기도 한다.

- 강박: 음식과 관계가 있는 것이든, 관계가 없는 것이든지 간에 강박이 주요한 양상으로 나타난다. 신경성 식욕부진증 환자들 중 대부분은 음식에 대한 생각에 집착하며 일부는 체중감소에 도움이 되는 독특한 요리법을 수집하거나 음식을 모아 두는 행위에 집착한다. 이러한 강박 증세는 낮은 영양상태에 의해서도 발생되거나 악화될 수 있다.

- 기타 문제: 모두가 아니면 아무것도 아니라는 식의 극단적 사고, 비현실적인 마술적 사고 등.

(4) 행동(사회)적 증상

- 극도로 절제된 식사: 처음에는 높은 열량의 음식이라고 인정되는 것만 식사에서 제외하기 시작하지만 나중에는 단지 몇 가지 음식으로 제한되는 극도로 절제된 식사를 하게 된다.
- 사하: 체중을 감소시키기 위해 사하, 즉 스스로 구토를 유발하

거나 하제나 이뇨제를 사용하기도 한다.

- 과도한 운동: 살을 빼기 위해서 과도하게 운동을 한다.

- 사회적 자발성 결여: 사회활동에 흥미가 별로 없으며 비만에
  대한 공포, 남들한테 인정받지 못할 거라는 공포 등으로 인해
  사회활동이 제한되거나 문제가 초래된다.

4) 신경성 식욕부진증의 원인

(1) 자기개념의 장애

힐데 브루치Hilde Bruch는 신경성 식욕부진증에 관한 일련의 연구
를 통해 음식과 체중에 대한 신경성 식욕부진증 환자들의 집착은
비교적 후에 일어나는 것이고 오히려 더 기본적인 것은 자기개념
의 장애임을 관찰했다. 신경성 식욕부진증 환자들은 대부분 자신
이 무력하고 쓸모없는 사람이라고 말하고 있으며, 자율성을 상실
해 자기의 신체기능을 스스로 조절할 수 없다고 느낀다. 그렇기 때
문에 이들은 뿌리 깊은 무력감과 무가치감 그리고 자율성 상실을
방어하거나 보상하기 위해 자기의 신체를 통제하려 하며 나아가
완벽주의자가 되려고 하는 것이다.

일반적으로 어린 시절에 어머니에게서 받고자 했고 또 받아야만
했던 안심시키고 확신시키는 반응이 없을 때 자기개념의 장애가
생겨나는 경향이 있다. 즉 신경성 식욕부진증 환자들의 어머니는
아이의 필요에 의해서가 아니라 자기의 필요에 따라 양육함으로써
아이에게 무가치감을 심어주고 자율성 발달을 어렵게 만든다는 것

이다. 이럴 경우 아이는 자기만의 장점을 가진 특별하고 독특한 사람이라는 존경과 신임을 타인으로부터 얻으려는 필사적인 노력 그리고 자율성을 회복하기 위해 스스로를 통제하려는 열망을 갖게 되고 그것이 '날씬함에 대한 집착'으로 이어질 수 있다.

일반적으로 대부분의 발달 가설들이 어머니와 딸의 관계에 초점을 맞추고 있는 반면 벰포라드와 라티Bemporad & Ratey, 1985는 아버지의 역할이 중요하다고 강조한다. 이들의 연구에 의하면 신경성 식욕부진증 환자들의 아버지는 겉으로는 지지적이고 딸을 잘 보살피는 사람처럼 보이나 딸이 아버지를 진정으로 필요로 할 때에는 항상 정서적으로 딸을 버린다. 또한 이 아버지들은 대부분 딸에게 정서적인 양육을 제공하는 것이 아니라 오히려 딸들로부터 정서적인 위안과 지지를 받으려 한다. 이럴 경우 딸의 자기개념이 건강하게 발달하기 힘들 뿐만 아니라 그녀는 자신이 고통을 받고 있다는 사실에 부모가 주의를 기울여주기를 바라고 나아가 자신이 도움을 필요로 한다는 사실을 부모가 인정하도록 강요하기 위한 필사적인 노력의 일환으로 단식과 식사 제한의 강도를 높이게 될 수 있다.

(2) 거절공포 혹은 유기공포

어린 시절의 양육환경이 어떠했든 간에 신경성 식욕부진증 환자들은 타인들에게 주목받고 인정받으려는 열망이 매우 강하다. 이는 반대로 말하면 이들이 타인들에게 무가치한 사람으로 인식되는 것, 타인들에게서 인정받지 못하는 것을 과도하게 두려워한다는 것을 의미한다. 신경성 식욕부진증 환자들이 다른 사람들이 선망하는 대상이 되고자 하고 자신의 환상 속에서는 스스로를 질투와 존경의 대상으로 과대평가하곤 하는 것은 이 때문이다. 이들은 날씬함을 유지하면 타인들이 자신을 존중하고 선망할 것이고 나아가 자기의 자기조절 능력에 감동할 거라고 굳게 믿는다.

(3) 경쟁에서의 낙오에 대한 공포

여러 가지 긍정점이나 장점을 갖고 있음에도 불구하고 단지 날씬하지 않다거나 예쁘지 않다는 이유만으로 여성을 무시하고 깔보는 사회에서 여성들은 비만에 대해 극단적인 두려움을 갖게 되기가 쉽다. 즉 그런 사회에서 여성들은 뚱뚱해지는 것을 경쟁력의 상실, 상품가치의 상실 나아가 사회로부터의 버림받음과 동일한 것으로 간주하게 됨으로써 극심한 스트레스나 공포를 강요당할 수 있다는 것이다. 여성의 성적인 매력이 중요해지는 17세 무렵인, 사춘기 이후부터 이 장애가 본격적으로 나타나는 반면 성적 매력이 그다지 중요해지지 않는 40세 이후부터는 이 장애가 거의 나타나지 않는 것은 이것과 관련이 있다.

(4) 결론

위에서 언급한 원인들을 포함해 신경성 식욕부진증에 영향을 미칠 것으로 추정되는 요인들을 열거해보면 다음과 같다.

- 부모를 흔들어 그들이 자기의 고통에 주목하게 만들려는 시도: 부모로부터 사랑과 관심을 받으려는 동기.
- 특별하고 독특해지려는 줄기찬 시도: 사회로부터 인정과 존

중을 받으려는 과도한 동기.

- 비록 미숙하지만 진정한 자기를 주장하려는 시도: 자기 정체
  성을 회복하려는 동기.
- 부모에 대한 원한 혹은 복수: 여기에는 부모의 기대에 의해 생
  겨난 거짓된 자기감에 대한 공격, 부모가 요구하는 가치나 기
  대에 대한 거부도 포함된다.
- 탐욕과 욕망에 대한 방어 등.

2. 신경성 폭식증(Bulimia Nervosa)

1) 정의

비교적 정상적인 체중을 유지하고 있지만 자주 폭식을 하고 체중
증가를 막기 위한 부적절한 보상행동(예: 구토, 하제 사용, 단식 등)이
뒤따르는 장애이다. 폭식과 이에 대한 부적절한 보상행동이 평균적
으로 적어도 주 2회씩 3개월 동안 일어날 경우 신경성 폭식증으로
진단할 수 있다. 이때 '폭식'이란 일정한 시간(일반적으로 2시간 이내
의 제한된 시간) 내에 대부분의 사람들이 유사한 상황에서 먹는 양보
다 분명하게 훨씬 많은 양을 먹는 것을 의미한다. 신경성 폭식증은
중간 정도로 비만한 이들과 병적으로 비만한 이들에게 더 흔하다.

2) 유병율

청소년과 젊은 여성에게서 신경성 폭식증의 유병율(미국)은 약

1~3%이다. 남성의 경우 이 장애의 발생률은 여성에 비해 10분의 1 정도이다.

산업화된 선진 자본주의나라들에서 대개 비슷한 빈도로 발생하며, 최소한 90% 이상이 여성이다. 후기 청소년기 또는 초기 성인기에 시작된다.

3) 주요 증상

(1) 신체적(생리적) 증상
- 빈번한 구토와 설사에서 비롯된 다양한 신체증상이 나타난다.

(2) 감정적 증상
- 비만에 대한 공포: 체중증가를 두려워하여 체중감소를 열망한다.
- 불쾌한 정서: 폭식은 대인관계에서의 스트레스, 제한된 식사 뒤의 심한 배고픔, 체중·체형·음식과 관련된 느낌 등만이 아니라 기분이 안 좋으면 폭식을 하는 식으로 불쾌한 정서상태에 의해서도 유발된다. 신경성 폭식증 환자들의 일상적인 감정, 즉 평상시의 기분은 전반적으로 불쾌하다.
- 자기혐오감: 폭식은 일시적으로는 불쾌한 기분을 감소시킬 수 있으나 그것은 빈번하게 자기를 경멸하고 혐오하는 감정이나 우울감 등을 초래한다. 한편 신경성 폭식증 환자들의 자기혐오감은 자기에게 통제력이 없다는 무력한 느낌에서 비롯

되기도 한다.

- 수치감: 신경성 폭식증 환자들은 자기의 식사 문제 나아가 결함이 있는 자기 자신을 창피하게 여기며 그러한 증상을 감추기 위해서 노력한다. 그래서 폭식은 일반적으로 은밀하게, 가능한 한 남들의 눈에 띄지 않는 상황에서 발생한다.

- 무력감(통제감 상실): 신경성 폭식증은 통제력의 상실을 수반한다. 이 장애의 초기에서 환자들은 폭식하는 동안 거의 광적인 상태에 빠지며, 장애가 어느 정도 진행되면 폭식에 저항하는 데 대한 어려움이나 일단 폭식이 시작되면 멈추기 힘든 것과 같은 자기통제력 상실이 나타난다. 그러나 폭식과 연관되는 통제력의 상실이 절대적인 것은 아니다. 일반적으로 신경성 식욕부진증 환자들은 잔혹한 초자아superego[10]를 갖고 있어서 고집스러운 자기단련이나 통제를 하는 반면 신경성 폭식증 환자들은 충동적이고 무책임하며 돼먹지 못한 행동을 하는 경향이 있다. 참고로, 신경성 식욕부진증 환자 중 40~50%는 폭식증상도 보이고 있으며 신경성 식욕부진증이 신경성 폭식증으로 넘어가는 경우는 있으나 그 반대의 경우는 매우 드물다.

---

10 초자아(superego)는 양심이 아니다. 이 문제에 대해서는 『새로 쓴 심리학』(세창출판사, 2009) 85~93쪽을 참고하라.

(3) 정신적 증상

- 자기평가 기준의 왜곡: 자기평가에서 체형과 체중을 지나치게 강조하여 그것에 의해 자존심이 크게 좌우된다.

(4) 행동(사회)적 증상

- 폭식: 종종 불편할 정도로, 심지어는 고통스러울 정도로 팽만감을 느낄 때까지 폭식이 지속된다. 신경성 폭식증 환자들이 폭식하는 동안 먹는 음식의 종류는 다양하지만 특징적으로 달고 칼로리가 많은 아이스크림이나 케이크와 같은 음식이 포함된다. 그러나 폭식의 특징은 탄수화물과 같은 어떤 특정 영양소에 대한 갈망보다는 섭취한 음식의 비정상적인 양에 있다. 이들은 폭식행동을 할 때와는 달리 평소에는 저칼로리 음식(다이어트 음식)을 선호한다.

- 부적절한 보상행동: 신경성 폭식증 환자들은 한판의 폭식 혹은 과식 후에 그것을 되돌리려는 다양한 보상적 행동을 한다. 이러한 보상적 행동에는 다음과 같은 것들이 포함된다.

  ⓐ 구토 유도(80~90%): 구토는 과식에 따른 신체적 불편감을 해소시켜주고 체중증가에 대한 두려움을 경감시켜주는 즉각적인 효과가 있다. 그러나 신경성 폭식증 환자들 중 일부에게는 주객이 전도되어 구토 그 자체가 목표가 되어버리기도 한다. 이들은 구토를 유도하기 위해 손가락 혹은 기구를 사용하는 등 다양한 방법을 사용하며, 구토를 유도하는 데 숙달되어 있어서 자유자재로 구토를 할 수 있다.

ⓑ 하제와 이뇨제의 남용(약 3분의 1)

ⓒ 금식: 하루 또는 그 이상의 금식

ⓓ 과도한 운동: 운동이 다른 중요한 활동을 심각하게 방해하거나 부적절한 시간과 상황에서 일어날 때, 손상이나 기타 다른 의학적 합병증에도 불구하고 지속될 때 과도하다고 간주된다.

ⓔ 기타: 약물남용.

4) 신경성 폭식증의 원인

(1) 자기개념의 장애

켄들러Kendler, 1995와 동료들의 연구는 부정적 자기평가를 신경성 폭식증의 주요한 원인으로 지목하고 있다. 이들에 의하면 부모의 부부문제, 성적 혹은 신체적 학대 등 가족과 환경적 요인들에 의해 아이들이 부정적 자기평가를 하게 되고 그것이 자기의 외모에 대한 시각을 왜곡시킴으로써 절식을 하도록 조장한다. 험프리Humphrey, 1987, 88와 동료들의 연구 역시 커서 신경성 폭식증 환자가 되는 아이의 부모는 신경성 식욕부진증 환자들의 어머니처럼 자식들을 독립된 인격체로 대우하지 않고 자기의 연장延長으로 생각함으로써 아이들의 자기개념 발달을 방해한다고 강조한다.

(2) 분리불안 혹은 유기공포

일부 학자들은 음식을 먹는 것은 어머니와의 화합, 음식을 거절하는 것은 어머니에 대한 거절을 상징하므로 폭식증상이란 버림받는 것에 대한 무의식적 공포를 방어하기 위한 상징적인 행위라고 주장한다.

(3) 결론

사실 신경성 폭식증은 그 원인의 견지에서 보면, 신경성 식욕부진증과 본질적인 차이가 없다. 다만, 신경성 폭식증 환자들은 신경성 식욕부진증 환자들에 비해 자기 통제력은 부족한 반면 충동성은 강해서 때때로 폭식을 하고 나서 스스로를 탓하고 후회하며 폭식을 통제하지 못하는 결함으로 인해 자기에 대한 인식이나 감정 등이 한층 더 악화되어 있다는 점에서만 차이가 있을 뿐이다. 그러나 이런 차이를 제외한다면 신경성 식욕부진증과 신경성 폭식증의 원인은 거의 대동소이하므로 신경성 폭식증을 충동적인 사람들이 앓는 신경성 식욕부진증으로 보아도 무방할 것이다.

3. 섭식장애에 대한 통합적 접근

1) 섭식장애를 지배하는 주요 감정들

– 사회적 유기공포: 섭식장애 환자들은 체중증가나 비만을 몹시 두려워하는데, 엄밀하게 말하면 이들이 진정으로 두려워하는 것은 비만 그 자체라기보다는 비만에 의해 사회적 가치를 상실하게 되어 사회로부터 인정받지 못하게 되거나 버림

받게 될지도 모른다는 사실이라고 할 수 있다. 물론 그런 사회적 유기공포 밑에는 부모로부터 인정받지 못하거나 버림을 받는 것과 관련된 어린 시절의 거절공포나 유기공포가 깔려 있을 가능성이 많다. 아무튼 섭식장애 환자들의 공포 역시 사회공포증처럼 본질적으로는 사회적 생명이 위협당하는 데 대한 공포라고 할 수 있다.

- 무가치감: 섭식장애 환자들은 뿌리 깊은 무가치감에 시달리고 있다. 자신의 사회적 가치를 높이기 위해 날씬함에 집착하는 모습은 역설적으로 이들이 현재의 자기를 무가치한 존재로 느끼고 있음을 보여주고 있다. 섭식장애 환자들은 날씬하지 않은 스스로를 부끄럽게 또 수치스럽게 여기며, 신경성 폭식증 환자들은 폭식행위와 관련해서도 이런 감정을 강하게 느낀다.

- 무력감: 섭식장애 환자들은 무엇보다 세상에서 가장 통제하기 쉽다고 말할 수 있는 자기의 몸을 통제하고 싶어 하는데, 이것은 그들이 자율성이나 통제력을 상실했다고 느낄 때 전형적으로 체험하게 되는 '무력감'에 지배당하고 있음을 보여준다. 그렇게 때문에 신경성 식욕부진증 환자들은 자기 몸을 완벽하게 통제하고 있다고 느낄 때 가장 만족해하는 것이고, 신경성 폭식증 환자들은 자기 몸에 대한 통제력을 뒤늦게나마 회복하기 위해 부적절한 보상행동에 매달리는 것이다. 무력감이나 무가치감이 심하기 때문에 섭식장애 환자들은 사회활동에 대해서는 자신감이나 흥미가 거의 없다.

- 자기혐오감: 자기 얼굴에 만족하지 못하는 이들이 성형수술 중독에 빠지듯이 섭식장애 환자들 역시 자기의 몸에 만족하지 못한다. 즉 이들은 자기의 몸을 인정하고 사랑하기보다는 불만족스러워하며 나아가 혐오하는 것이다. 섭식장애 환자들의 자기의 몸에 대한 혐오감은 무가치감이나 무력감 등으로 인해 한층 심각해져서 자기 자신에 대한 혐오감으로까지 확대되는 경향이 있다.

- 우울감: 자기에 대해 만족하지 못하며 대인관계와 사회활동에서도 어려움을 겪기 때문에 섭식장애 환자들은 우울하고 슬픈 기분을 피하기가 어렵다. 이들에게서는 자극에 대한 과민성, 불면증, 성적 흥미의 감소, 사회적 위축 등의 전형적인 우울증 증상들이 나타나기도 하는데, 이것은 굶주림의 결과일 수도 있으므로 기분장애의 증상들은 체중이 회복된 다음에 반드시 재평가할 필요가 있다.

2) 칠정상(七情傷)과 섭식장애 - 공(恐), 비(悲), 우(優), 사(思)

섭식장애는 기본적으로 체중 증가 등에 대한 두려움, 즉 공포감정이 문제이므로 칠정七情 중에서 공恐과 가장 밀접한 관련이 있다고 볼 수 있다. 그러나 섭식장애에서의 공포는 물리적 위협, 즉 육체적 생명을 위협당하는 공포가 아니라 사회적 유기공포와 관련되기 때문에 대부분 우울감과 무기력함, 자기비하 등 비悲의 감정을 동반하게 된다. 섭식장애는 또한 음식이나 식욕 등과 관련된 강박적 사고를 동반하는, 지속적으로 불안해하는 신경성 장애이므로 사思, 우憂의 범주에도 해당된다.

결론적으로 섭식장애는 자신의 몸매나 체중에 대한 두려움, 즉 공을 주요 감정으로 하고 여기에 비, 우, 사 등의 감정이 혼합되는 장애로 파악할 수 있으며, 각 환자의 상태나 경험 등에 따라 공이 우세한 유형과 비, 우가 우세한 유형으로 구분할 수 있다.

섭식장애는 주로 여성에게서 나타나는데, 한의학적 음양陰陽 이론에 의하면, 양陽은 발산하고 뻗어나가는 성질인 반면 음陰은 정체되고 움츠러드는 성질이다. 음에 해당되는 여성에게는 음적인 성질이 우세하므로 남성에 비해 여성이 기체氣滯 및 기울氣鬱 성향이 되기가 더 쉽다. 기체 상태는 전반적인 신체기능의 저하를 가져오며, 그것이 병리적으로 심해지면 가슴이 답답하고 의욕이 상실되는 것과 같은 화병과 유사한 증상을 유발한다. 비록 사회적 요인이 가장 크다고 알려져 있지만, 섭식장애에서 여성의 유병율이 높은 것은 여성의 음적인 성질과 관련이 있으며, 치료에 있어서도 이러한 면이 고려되어야 할 것이다. 우울증의 유병율이 여자에게서 2배 정도 높게 나타나는 것 역시 같은 맥락에서 생각해볼 수 있다.

3) 한의학적 주요 증상

두려운 마음, 즉 공恐이 과도하면 신장腎臟 및 심장心臟이 손상되어 근골계통의 통증, 성욕 감퇴, 상열감 등이 나타날 수 있다. 또한 기체氣滯 상태로 인해 가슴 답답함, 식욕부진, 대소변 이상, 통증, 월경 이상 등의 신체증상이 나타날 수 있다.

우울감이나 무력감, 고독감이나 자기혐오감 등과 관련이 있는 비悲의 감정이 과도하면 폐肺 와 간肝 등이 손상되어 심계항진, 피부 건조, 부종, 건망, 판단력 저하 등의 증상이 나타나게 된다. 또한 과도한 사思와 우憂의 감정들이 폐肺, 비脾 및 심장心臟 등의 장부에 영향을 미쳐 구역 및 구토, 천식, 피로감, 무기력감 등을 유발할 수 있다.

4. 섭식장애의 치료

1) 섭식장애의 심리치료

앞에서 지적했듯이 섭식장애의 핵심적인 발병원인은 자기개념의 장애와 관련이 있다. 따라서 섭식장애의 치료는 부적절한 섭식습관이나 비만에 대한 공포만이 아닌 뿌리 깊은 병인을 제거하는 데로 집중되어야 한다. 행동요법 치료를 받은 신경성 폭식증 환자들 중에서 50% 이상이 행동요법에 대해 불평을 하는데, 이는 환자의 내적인 세계를 무시하고 단지 드러나는 폭식행동에만 초점을 맞추는 것으로는 섭식장애의 근본적인 병인을 제거할 수 없을 뿐만 아니라 그것이 본질보다는 피상적인 문제에만 관심을 보였던 부모와의 관계에서 있었던 어린 시절의 나쁜 경험을 재현함으로써 치료에 악영향을 미치기도 하기 때문이다. 다행스럽게도 최근에는 섭식장애의 치료목적을 '체중회복'으로 좁게 잡아서는 안 된다는 데 대부분의 치료자들이 동의하고 있다.

비만해지면 남들이 자기를 깔보거나 버릴 거라고 예상하는 것에서 짐작할 수 있듯이, 섭식장애 환자들은 세상 사람들이 자기를 인정하고 존중해줄 거라고 좀처럼 믿지 못한다. 따라서 치료자는 이들이 대인불신감과 대인공포가 심해서 치료자와의 치료동맹을 형성하기가 어렵다는 점을 염두에 두고 치료를 시작해야 한다. 일단 치료동맹이 형성되고 나면 다음과 같은 문제들을 해결할 필요가 있다.

① 자기개념 수정: 섭식장애 환자들의 자기개념 왜곡은 그 뿌리가 깊으므로 '너는 조금도 뚱뚱하지 않아' 혹은 '너에게는 장점이 아주 많아'와 같은 한두 번의 칭찬이나 설득을 통해 그것을 바꾸기란 불가능하다. 이들은 주변에서 제아무리 좋은 평가를 많이 듣더라도 자기 몸이 별로라고 또 뚱뚱하다고 굳게 믿는 경향이 있는데, 그것은 이들의 자기개념이 이성적인 사고의 결과에 의한 합리적 신념이라기보다는 건강하지 않은 동기와 감정에 기초하고 있는 비합리적 신념이자 신앙이기 때문이다. 따라서 치료자는 장기간의 심리치료를 통해 오래전부터 시작되어온 자기개념의 왜곡을 수정해야 하며 그것에 동반되었던 대인관계의 왜곡도 바로잡아야 한다. 참고로 상당수 신경성 폭식증 환자들이 경계성 인격장애를 동반하는 데서 알 수 있듯이, 신경성 폭식증 환자들의 자기개념은 대단히 불안정하다.

② 통제감의 회복: 섭식장애 환자들은 무력감으로 인해 자기에게 통제력이 없다거나 통제력을 상실할지도 모른다는 극심한 공포를 일상적으로 느끼고 있다. 따라서 치료자는 무력감이 완화되도록 도와주는 동시에 환자들이 아주 작은 것에서부터라도 통제력을

행사함으로써 통제감을 서서히 회복할 수 있도록 도와주어야 한다. 신경성 폭식증의 경우에는 폭식증상을 일단 안정화시키는 것이 중요한데, 그것이 성공할 경우 환자의 통제력(통제감)이 조금이나마 회복되므로 이후의 치료에 상당한 도움을 줄 수 있다. 이를 위해서는 해석 혹은 직면은 지연시키는 대신 섭식일기를 제공하고 환자의 노력에 대해 지속적으로 공감과 지지를 해줄 필요가 있다.

③ 두려움 해소: 앞에서도 강조했듯이, 단지 비만에 대한 두려움을 없앤다고 해서 섭식장애가 치료되는 게 아니다. 섭식장애 환자들의 두려움은 본질적으로 세상이 자기를 인정해주지 않거나 버릴 것이라는 두려움—사회적 유기공포—과 자신이 무가치하고 무력해서 궁극적으로 통제력을 완전히 상실하게 될 것이라는 두려움 나아가 어린 시절의 거절공포 혹은 유기공포이다. 따라서 치료자는 섭식장애 환자들이 의식하고 있는 비만에 대한 두려움만이 아니라 그 두려움의 근원을 끝까지 파헤쳐 해결할 필요가 있다. 아마도 그것을 위해서는 부모관계를 포함하는 어린 시절의 성장환경을 면밀히 검토해야만 할 것이다. 임상 사례들에 의하면 섭식장애를 치료하는 데서 특정한 섭식양상과 환자의 감정 상태 사이의 연관성(예: 부모한테 화가 날 때마다 밥을 굶는다)을 지적하는 것이 효과적이며, 그것은 환자와의 치료동맹을 확립하는 데에도 좋은 영향을 미친다.

④ 인지적 왜곡 바로잡기: 심리치료가 진전되는 데에 따라 체형과 체중에 대한 인식 왜곡, 자기평가 기준의 왜곡, 남용되고 있는 방어기제(병식의 결여 포함), 강박, 극단적 사고나 마술적 사고와 같

은 인지적 왜곡들도 바로잡아야 한다. '사람들은 믿고 싶은 대로 믿는다'는 말이 보여주듯, 섭식장애 환자들의 인지적 왜곡은 지적 기능 혹은 사고기능의 손상—신경생리학적 뇌 손상—에 의한 불가피한 결과가 아니라 지적인 기능에는 아무 이상이 없는 상태에서 나타나는, 건강하지 않은 동기와 감정이 만들어낸 왜곡이다. 따라서 환자의 동기와 감정이 거의 바뀌지 않은 상태에서 인지적 왜곡부터 바로잡으려 하는 것은 잘못된 치료일 뿐만 아니라 헛수고가 될 가능성이 농후하므로 인지적 왜곡을 바로잡는 작업은 동기와 감정의 문제가 치유되는 정도에 맞게 시도되어야 할 것이다.

섭식장애의 치료는 단지 개인치료만이 아니라 가족치료까지 포함해야 하는 경우가 많다. 섭식장애 환자의 자기개념 장애나 유기공포 등이 가족관계에서 비롯되었거나 그것으로부터 좋지 않은 영향을 받고 있을 가능성이 매우 높기 때문이다.

치료기간이 비교적 오래 걸려서 그렇지 섭식장애 환자들 중 다수가 결국에는 호전되는 것으로 알려져 있다.

2) 섭식장애의 한의학적 치료

한의학적으로 섭식장애는 감정적으로는 체중 조절에 대한 두려움, 즉 공恐을 주요 감정으로 하며 비悲, 우憂, 사思가 복합적으로 관여되어 있는 정신장애이다. 따라서 환자의 상태를 잘 살펴 적합한 치료를 시행하는 것이 필요하다.

섭식장애를 치료하려면 우선적으로 식사 억제나 과도한 하제 복용 등으로 인한 신체적 후유증부터 치유하면서 섭식장애를 지배하고 있는 공恐과 비悲와 같은 주요한 감정들이 초래한 신체적 손상을 회복시키는 데 주력해야 한다.

섭식장애에서는 기체氣滯 및 기울氣鬱을 바탕으로 하는 강박적 사고가 원인이 되어 부적절한 식습관이 나타나게 되고 그 결과 여러 가지 부정적인 감정들이 동반되어 다양한 병리기전이 나타나게 된다. 따라서 치료에 있어서는 우선적으로 기체氣滯를 풀어주는 것이 중요하며 우憂, 사思, 비悲의 감정과 그것에 따른 신체적, 정신적 증상을 잘 파악하여 환자 개개인에게 맞는 적절한 한방치료를 실시해야 한다.

Summary

심리학

핵심 감정/기타 감정	비만에 대한 공포(사회적 유기공포), 무가치감(낮은 자존감), 무력감, 슬픔(우울) / 경쟁에서의 패배에 대한 공포, 자기혐오감 등
심리치료의 기본	사회적 유기공포, 무가치감, 무력감, 슬픔의 제거 / 인지적 왜곡의 교정

한의학

주요 감정	공恐, 비悲, 우憂, 사思
병 리	정혈精血의 손상 및 기체氣滯 → 신腎, 심心 손상
신체 증상	근골계통 증상, 성욕감퇴, 상열감, 호흡부전, 무력감 등
치 법	이기理氣 위주

외상후스트레스장애

1. 외상후스트레스장애(PTSD)

1) 정의

극심한 외상성 스트레스 사건에 노출된 후 그 사건을 지속적으로 재경험하고 그 사건과 관련되는 자극을 지속적으로 회피하며, 일반적으로 반응이 마비되고 각성상태가 증가되는 장애이다. 이러한 완전한 양상이 1개월 이상 나타나야 PTSD로 진단한다.

PTSD는 증상이 지속되는 기간이 3개월 이내일 경우에는 급성, 기간이 3개월 이상인 경우에는 만성, 사건 발생 후 증상발생까지 적어도 6개월이 걸릴 경우에는 지연성으로 각각 분류된다.

2) 유병율

지역사회 연구(미국)에 의하면 평생 유병율은 1~14% 정도이지만 참전 용사, 화산폭발이나 범죄사고의 피해자와 같은 위험도가 높은 상황에 있었던 사람들의 유병율은 3~58%이다.

PTSD는 소아기를 포함한 어느 연령대에서도 발생 가능하고 증상은 대개 사건이 발생한 후 3개월 이내에 일어난다. 일반적으로 반 정도는 3개월 안에 완전히 회복되지만 어떤 경우에는 12개월 이상 증상이 지속된다.

사회적 지지, 가족력, 소아기 경험, 인격 양상, 선행하는 정신장애 등도 PTSD의 발생에 영향을 미친다. 그러나 위협적인 사건의 심각도, 기간, 근접노가 이 장애가 발병힐 가능성에 영항을 미치는 중요한 요소여서 사건이 극심할 경우에는 아무런 소인이 없더라도 발생할 수 있다.

3) 주요 증상

PTSD의 핵심 증상은 외상성 사건의 반복적인 재경험이다.

(1) 신체적(생리적) 증상

- 심한 심리적 고통을 초래하는 생리적 반응: 외상성 사건과 유사하거나 그 사건을 상징하는 사건에 접했을 때 고통스러운 생리적 반응이 나타난다. 혹한의 수용소에서 살아남은 생존자가 춥거나 눈 오는 날씨 또는 비슷한 장소에 처했을 때, 남태평양 전투에 참가했던 군인이 덥고 습한 날씨를 접했을 때, 승강기 내에서 강간당했던 여인이 승강기를 탈 때 등을 예로 들 수 있다.
- 두려움 그리고 증가된 각성상태와 관련된 신체적 증상이 나타나는데, 이것은 맥박수, 근전도, 땀샘 활성도와 같은 자율신

경 기능에 대한 조사에 의해서 측정할 수 있다. 이 외에도 아이들의 경우에는 위통이나 두통과 같은 다양한 신체증상이 나타나기도 한다.

(2) 감정적 증상

- 정서마취(혹은 정신마비): 외부자극에 대한 반응, 특히 감정반응의 감소가 대개 사건 이후 곧 나타난다. 감정을 느끼는 정도가 현저하게 줄어들어서 타인으로부터 소외되거나 멀어지는 듯한 느낌을 받는다.
- 불안과 각성: 사건 이전에는 없었던 증가된 불안이나 각성을 지속적으로 경험한다. 그로 인해 사건이 다시 발생하는 반복적인 악몽, 지나친 경계, 지나친 반응 등이 나타난다. 일부는 자극에 과민하게 반응하고 폭발적으로 화를 내기도 한다.
- 극심한 공포: 사건을 재경험할 때 혹은 사건과 관련된 자극을 접할 때 극심한 공포를 체험한다.
- 무력감: 외상적 사건을 통제할 수 없었다는 생각과 느낌이 심한 무력감으로 이어진다.
- 우울감: 우울한 기분이 장기간에 걸쳐 나타난다. 이 때문에 상당수의 PTSD 환자들은 직업, 결혼, 자녀 혹은 정상적인 생활을 영위할 수 있으리라고 기대하지 않는 등 비관주의적인 사고방식과 미래가 단축된 듯한 느낌을 갖고 있다.

(3) 정신적 증상

– 외상성 사건의 재경험: 외상성 사건은 다음과 같은 여러 가지
방식으로 재경험된다.

ⓐ 외상성 사건이 반복적으로 혹은 강제적으로 회상된다(아
이들의 경우에는 보통 지각을 통해 과거의 사건이 다시 일어나는 경
험을 하지는 않는 대신 반복적인 놀이를 통해 외상적 사건이 다시 일
어나는 경험을 하게 된다. 예를 들면 심한 자동차 사고를 당한 아이
는 반복적으로 장난감 차를 충돌시키는 놀이를 통해 사고경험을 반
복한다).

ⓑ 외상성 사건이 다시 일어나는 고통스러운 꿈을 반복적으
로 꾼다(유아와 소아의 경우에는 며칠 안에 사건에 관한 고통스러운
꿈이 괴물이 나타나거나 남을 구출하거나 자기 혹은 타인이 위협받
는 일반적인 악몽으로 변화된다).

ⓒ 드물기는 하지만 외상성 사건의 일부가 다시 일어나고 그
상황을 재경험하는 해리상태가 몇 초, 몇 분, 심지어는 며칠
에 걸려서 나타나기도 한다.

– 집중력 저하: 불안과 각성 수준의 증가로 집중력이 저하되어
과제를 완성하기가 어려워진다.

– 기억상실: 외상성 사건의 중요한 부분에 관해서는 기억이 나
지 않기도 한다.

– 인격의 변화: 외상성 사건으로 인해 자기에 대한 견해와 평가,
감정 등이 바뀜으로써 정체성을 포함하는 인격이 변화되고
그 결과 대인관계 상에서도 병적인 변화가 나타난다.

(4) 행동(사회)적 증상

- 회피반응: 사건과 관련되는 자극을 지속적으로 피하게 된다. 사건에 관한 대화, 느낌, 생각 등을 피하려 노력하고 사건을 떠오르게 하는 사람, 상황, 활동 등도 피한다. 이러한 회피반응은 대인관계와 사회활동을 방해하기 마련이므로 부부갈등, 이혼, 실직 등이 초래될 수 있다.

- 사회적 철수: 외상성 사고를 경험하기 전에 즐겼던 활동들에 대한 관심과 참여가 줄어든다.

- 자학과 자해: 심한 경우에는 자살 시도까지 포함하는 자해를 통한 반복적 상해 혹은 재차 피해자가 되기를 자청하는 것과 같은 자기학대가 나타나기도 한다.

4) PTSD의 원인

(1) 외상성 사건

고문, 강간처럼 사람에 의해 스트레스가 가해졌을 때 외상은 특히 심하고 오래간다.

- 직접 경험: 직접적으로 경험한 전투, 폭행이나 신체공격, 추행, 강도, 유괴, 인질, 테러리스트의 공격, 전쟁포로나 수용소 수감, 자연적 혹은 인위적 재해, 심한 자동차 사고, 생명을 위협하는 질병의 진단, 사랑하는 사람의 갑작스런 사망 등.

- 사건의 목격: 폭력, 사고, 전쟁, 재해 등으로 인한 타인의 상해나 죽음을 목격했거나 예상치 못한 시신이나 신체 일부를 목

격하는 것.

- 간접 경험: 가족이나 친한 친구가 당한 폭행, 사고, 상해, 갑작스럽고 예기치 못한 죽음, 생명을 위협하는 병을 자녀가 앓고 있음을 알게 된 경우 등 타인에 의해 경험된 사건.

(2) 사건 이전부터 존재했던 발병 소인들

페리Perry, 1992와 동료들이 51명의 화상 환자들을 연구한 결과에 의하면 화상이 심한 경우보다는 오히려 약할수록, 정서적 지지를 덜 받는다고 느낄수록, 정서적 어려움이 클수록 PTSD에 걸릴 확률이 높았다. 즉 객관적으로 손상을 더 심하게 받는다고 해서 외상 후에 반드시 증상이 생기지는 않았다. 이것은 외상성 사건 자체보다는 그 사건을 경험하는 사람의 주관적 요인이 PTSD의 발병에 더 큰 영향을 미치고 있음을 의미한다. PTSD에 취약하게 만드는 주관적 요인에는 다음과 같은 것들이 있다. ⓐ 어려서 부모와 헤어짐 ⓑ 신경증 척도에서의 높은 점수 ⓒ 불안의 가족력 ⓓ 우울이나 불안이 사고 이전부터 존재했음 ⓔ 전체적으로 IQ가 낮음 ⓕ 외상을 전후하여 해리가 나타났음.

(3) PTSD 환자들이 외상성 사건을 재경험하는 이유

원칙적으로 고통스러운 감정을 불러일으키는 외상성 사건은 억압이나 회피의 대상이지 재경험의 대상이 될 수 없다. 누구나 아픈 기억, 나쁜 기억일수록 그것을 묻어두거나 피하려 하기 때문이다. 그럼에도 불구하고 PTSD 환자들은 외상성 사건을 반복적으로 재경험하게 되는데, 왜 그럴까?

① 사후적인 통제

자동차 사고를 경험한 사람이 그 사건을 자꾸 돌이켜보는 것은 대체로 '이해'(그래서 사고가 났던 것이군, 그런 상황에서는 어쩔 수가 없었군 등)와 '통제'(그때 이렇게 행동했으면 사고를 피할 수 있지 않았을까?)를 원해서다. 즉 일찍이 프로이트가 주장했듯이, 혼란스러운 기억으로 남아 있는 외상성 사건을 지적으로 재정리함으로써 그것을 이해하고 나아가 사후에라도 통제해보려는 동기가 과거의 사건을 반추하게 만든다는 것이다. 뒤늦게 과거의 사건을 통제해보려고 노력하는 게 무슨 소용이 있을까라는 의문을 갖는 이들도 있겠지만, 과거의 사건에 대한 사후적인 통제의 성공은 훗날 외상성 사건이 벌어질 수 있는 상황에 다시 맞닥뜨리게 되더라도 그때에는 과거와는 달리 상황을 통제할 수 있을 거라는 자신감과 통제감을 줌으로써 두려움이나 무력감을 줄여주는 중요한 효과가 있다. 그렇기 때문에 PTSD 환자들은 무의식적으로 과거의 사건에 대한 기억을 자꾸만 다시 불러오는 것이다. 그런데 문제는 외상성 사건이 주는 감정적 충격이 너무나 커서 그것을 회상하는 일이 극도로 고통스럽다는 것이다. PTSD 환자들이 과거의 사건을 반복적으로 회상하는 동시에 그것을 한사코 피하려고 노력하는 일종의 자기모순 상태에 빠지는 이유를 여기에서 찾아볼 수 있다.

② 감정 억압

심리적으로 소화되지 않은 과거의 사건을 지적으로, 감정적으로 소화하며 나아가 그것을 사후적으로라도 통제해보려고 하는 것은 정신문화적 욕구나 통제욕구와 같은 중요한 사회적 동기들을 실현하기 위한 정상적인 행동이다. 동시에 고통스러운 감정을 억압하거나 회피하려 하는 것 역시 방어본능에 기초하고 있는 원초적인 반응이다. 이렇게 한편으로는 외상적 기억을 불러오려고 하는 동시에 다른 편으로는 그것을 밀어내려고 하는 서로 상반되는 동기가 충돌을 하고 있어서 PTSD 환자들은 외상성 사건을 반복적으로 회상하게 되지만 그때마다 엄청난 고통을 겪기 마련이라 그것을 방어하거나 회피하기 위해 외상성 기억과 연결되어 있는 감정을 억압하는 방어기제를 사용하게 된다. PTSD 환자들에게서 외부 자극에 대한 반응, 특히 감정반응의 감소가 대개 사건 이후에 곧 나타나는 것이 바로 이것과 관련이 있을 것으로 추정된다.

감정 억압―혹은 감정 고립―이라는 방어기제의 남용은 외상성 기억으로부터 감정을 아예 분리시켜버리는 '지식'과 '감정' 사이의 '해리'를 초래하게 된다. '외상에 대한 흔한 방어적 반응의 하나는 강렬한 감정을 피하는 방법으로 선택된 해리성 초연dissociative detachment이다'라는 가바드Gabbard의 말이 보여주듯, 해리는 무력감에 압도되거나 자기의 신체에 대한 통제력을 상실하는 것과 같은 끔찍한 경험을 하고 있을 때 그것이 고통스럽지 않다고 착각하게 만듦으로써 현실을 부정하고 회피하게 해준다. 즉 고문을 당할 때 유체이탈을 해서 그 장면을 지켜보고 있다고 착각하게 해주는 식으로 해리라는 방어기제는 외상적 사건이 일어나고 있는 동안 희생자가 자기를 그 사건으로부터 떨어져 있을 수 있게 해준다는 것이다. 해리와 PTSD의 발병 사이에 연결이 있을 것이라는 증거들은 상당히 많다.

결론적으로 PTSD 환자들이 일반적인 억압의 경우처럼 외상성 기억을 통째로 억압하지 않고 단지 감정만 억압함으로써 기억과 불가분적으로 결합되어 있는 감정을 해리시키게 되는 까닭은 다음과 같이 추측해볼 수 있다. 첫째는 외상적 사건을 소화하고 사후적으로 통제하려는 동기가 강해서이다. 둘째는 외상적 사건이 쉽게 잊혀지거나 억압되기에 힘들 정도로 너무나 생생하게 기억되어 있어서다. 셋째는 PTSD 환자들이 잠재적으로 해리에 취약해서다. 물론 PTSD의 경우에도 외상적 사건 중의 중요한 부분에 대한 기억상실이 나타나기도 하는데, 이것은 감정이 아니라 기억이 억압되는 전형적인 억압도 부분적으로 발생하고 있음을 보여준다. 감정만 억압됨으로써 기억과 감정이 해리되면 외상성 사건에 대한 기억은 지적으로는 오히려 더 상세하게 활성화된 채로 남아 있게 된다. 왜냐하면 기억의 회상을 교란하거나 방해하는 고통스러운 감정이 없어졌기에 그 기억을 지적인 차원에서 회상하는 것이 더 수월해지기 때문이다.

PTSD 환자들이 감정의 억압 혹은 지식과 감정의 해리라는 방어기제를 사용하고 있음은 이들에게서 대부분 정서마취라고 부르는 외부자극에 대한 감정반응의 감소가 두드러진다는 사실을 통해서도 확인할 수 있다. 나치에게 박해당한 생존자들을 광범위하게 조사했던 크리스탈Krystal은 그들이 대부분 감정표현 불능증alexithymia으로 고생하고 있음을 발견했다. 감정표현 불능증이란 '자기의 감정 상태를 인식하지 못하거나 이를 언어화하지 못하는 것'을 말한다. 나치에게 박해당한 생존자들이 감정표현 불능증을 갖게 되는 과정은 고통스러운 감정을 원래의 외상이 되돌아올 것이라는 위험 신호로 간주해 그 감정을 억압하는 방어기제를 사용하고, 그로 인해 감정을 전반적으로 억압하게 되어 결국에는 감정을 느끼는 능력이 크게 저하되는 PTSD의 전형적인 특징과 유사하다. 그러나 감정은 원칙적으로는 억압될 수 없어서 무의식적으로는 사람에게 강력한 영향을 미치기 마련이므로 PTSD 환자들은 사건 이전에는 없었던 증가된 불안이나 각성을 지속적으로 경험할 수밖에 없다. 이들이 자연스럽게 잠들 만큼 충분히 긴장을 풀지 못하며 평온해질 수도 없는 것은 이 때문이다.

지금까지 살펴보았듯이 PTSD 환자들은 외상성 사건을 사후적으로 통제하려는 동기 그리고 외상성 사건이 유발하는 고통스러운 감정을 억압하려는 동기를 동시에 가지고 있다. 프로이트식으로 말하자면 이들은 그야말로 심각한 심리적 갈등상황 하에 놓여 있는 셈이다. 이들에게서 기억침입memory intrusion과 기억실패memory failure가 번갈아 반복되는 것은 그래서이다. 호로비츠Horowitz, 1976는 화상을 당한 피해자들이 과거의 사건에 대한 '부정' 그리고 회상이나 악몽을 통한 그 사건의 '강박적 반추' 사이를 왔다 갔다 하고 있음을 관찰했는데, 이것 역시 심리적 갈등을 반영하는 전형적인 현상이라고 말할 수 있을 것이다.

2. PTSD에 대한 통합적 접근

1) PTSD를 지배하는 주요 감정들

(1) 극심한 공포

외상성 사건을 재경험할 때 나타나는 극심한 공포 그리고 외상성 사건에 관련된 자극들에 대한 극심한 공포, 자신이 지속적으로 위협당하고 있다는 느낌 등.

(2) 무력감

외상성 사건을 전혀 통제할 수 없었으며 앞으로도 통제할 수 없을 거라는 무력감. 자기를 나약하고 힘이 없는 존재로 인식하는 데 따르는 무력감. 이러한 무력감은 흔히 '나는 아무런 쓸모가 없는 인간이야'와 같은 생각으로 이어짐으로써 무가치감이나 수치심까지 유발한다.

(3) 죄책감과 후회

- 집단적 참사를 빚은 큰 사건에서 살아남은 PTSD 환자들은 흔히 다른 사람들은 생존하지 못했는데 자기만 생존해 있다는 사실과 그들이 살아남기 위해서 해야만 했던 일들에 대한 죄책감을 고통스럽게 토로한다. 개인적인 사고를 경험한 이들도 흔히 '그때 이렇게 행동하면 되지 않았을까', '너무 어리석게 행동했다'와 같은 후회감을 갖고 있다.

- 죄책감, 후회, 자책감, 무력감 등은 자기혐오감을 낳기 때문에 자학적이거나 자해적인 행동이 나타나기도 한다.

(4) 적개심(분노)

외상의 원인과 자기 자신에 대한 적개심이나 분노. 특히 외상의 원인을 향한 강력한 적개심과 분노가 전형적이다.

(5) 감정능력의 저하

감정 억압으로 인해 감정을 느끼는 능력이 현저히 줄어드는 동시에 억압된 감정이 야기하는 불안과 각성 수준의 증가로 인해 자극에 과민하게 반응하고 폭발적으로 화를 내는 식의 충동적 행동을 하는 등 감정능력—감정체험 능력과 감정통제 능력—이 전반적으로 퇴보한다.

이 외에도 PTSD 환자들에게서는 만성적인 우울감, 절망감, 영원히 상처받았다는 느낌 등이 나타난다. 여러 가지 부정적인 감정들로 인해 이전에 갖고 있었던 믿음을 상실하고 심한 경우에는 인격의 변화가 초래되기도 한다.

2) 칠정상(七情傷)과 PTSD - 경(驚), 공(恐), 노(怒), 우(憂), 사(思)

외상후스트레스장애는 특정 사건으로 인해 놀라고 두려운 마음이 진정되지 못하여 그것이 반복적으로 재경험되는 장애이므로 칠정七情 중에서 기본적으로 경驚과 관련이 있다.

일반적으로 충격적인 사건을 경험하면 놀라기 마련이므로 잠깐

동안 기氣가 상역上逆하였다가 다시 진정된다. 그런데 경의 감정이 해소되지 못해 지속되거나 오히려 과도해지면 기가 진정되지 못하여 심신心神이 불안하게 되고 기가 역란逆亂하게 되어 관련 장부인 간肝, 담膽, 위胃, 심心 등이 모두 손상될 수 있다.

대경大驚, 즉 크게 놀라게 되면 기가 역란하는데 이럴 경우에는 공恐의 상태─두렵고 불안한 상태─를 유발하게 되며, 지속되어 스스로 해소되지 못할 수 있다. PTSD 환자들이 일상적으로 극심한 공포를 체험하게 되는 것은 바로 이와 관련이 있을 것이다.

만약 PTSD 환자들이 외상적 사건의 원인에 집착하여 적개심이나 분노가 일게 되면 칠정 중에서 노怒의 감정이 비대해져 관련된 장부臟腑에 영향을 미칠 수 있다. 이와 더불어 심신이 항상 불안하고 근심하게 된다는 점에서 PTSD는 우憂의 범주에도 해당되며, 반복적으로 과거의 사건을 재경험하고 그와 관련된 생각에 몰두하게 된다는 점에서 사思와도 관련이 있다.

결론적으로 PTSD는 크게 경驚과 관련이 있으며, 그로 인해 공恐과 노怒의 감정이 비대해지고 이러한 병리 상황 하에서 우憂와 사思가 복합되는 장애로 파악할 수 있다.

3) 한의학적 주요 증상

앞에서 지적했듯이, PTSD에서는 경驚(공포)을 주관하는 장부인 담膽이 손상되기 때문에 판단력 및 결단력이 떨어지는 ─옛 조상들이 결단력이 없는 사람을 흔히 쓸개 빠진 놈이라고 지칭했던 것은 이와 관련이 있다─ 등의 증상이 나타난다. 또한 기본적으로

기氣가 진정되지 못하고 상역上逆하므로 심계항진, 번민, 구역 및 구토 등의 신체 증상이 나타나게 된다.

공恐, 즉 불안이 과도한 경우에는 관련 장부인 신장腎臟이 손상되어 근골계통의 통증이나 피로감, 성욕 감퇴, 무쾌감 같은 증상이 유발될 수 있다. 노怒가 과도해지면 간장肝臟의 화火가 일어 기가 상승하게 되고 그로 인해 정신혼미, 불면, 다몽, 건망증 등의 정신적 증상과 호흡곤란, 구토, 설사, 요통, 근육통 등의 신체증상이 유발될 수 있다.

예기불안과 밀접한 관련이 있는 우憂가 과도하면 폐肺가 손상되어 가슴 답답함, 불면, 불안, 피부건조 등의 증상이 나타나고 강박적 사고 혹은 과도한 사고와 관련이 있는 사思가 비대해지면 관련 장부인 비脾, 위胃 등의 소화기관이 손상되어 식욕부진, 구토, 피로감 등이 유발될 수 있다. 나아가 이러한 감정들이 합쳐져 기가 역란하면 식은땀, 부종 등이 유발되고 심하면 토혈吐血 등의 증상이 나타날 수 있다.

3. PTSD의 치료

1) PTSD의 심리 치료

(1) 초기 치료단계
좀 단순하게 말하면, PTSD란 외상성 사건을 심리적으로 소화하지 못해서 생긴 심리적 소화불량증이다. 따라서 원칙적으로 이 장애는 환자가 외상성 사건을 심리적으로 소화하게 되면 치료될 거라고 예상할 수 있다. 즉 PTSD 환자들이 간절히 원하는 대로 과거의 외상적 사건을 지적으로 이해하고 사후적으로라도 통제력을 회복할 뿐만 아니라 그것과 결합되어 있던 거대한 크기의 감정을 해소함으로써 더 이상 감정을 억압할 필요도, 기억에서 감정을 해리시킬 필요도 없어지면 된다는 것이다. 그러나 안타깝게도 이 같은 치료목적을 달성하는 일이 현실적으로는 상당히 어려운 편이다. 그것은 무엇보다 PTSD 환자들이 외상성 사건이 유발하는 감정을 감당—감정의 크기가 너무 커서이든 아니면 마음이 상대적으로 허약해서이든 간에—할 수 없을 정도로 심리적으로 허약해진 상태에 있어서다. 상당수 심리학자들이 외상을 재현하게 만드는, 들추어내는 식의 정신치료가 환자들에게 해로울 뿐이라고 경고하는 것은 이와 관련이 있다.

PTSD를 제대로 치료하기 위해서는 우선적으로 다음과 같은 문제들에 주의를 기울여야 한다.

① 치료동맹: 다른 모든 장애와 마찬가지로 환자들이 안전하게 느끼는 견고한 치료동맹을 형성하는 것이 PTSD의 치료에서도 매우 중요하다. PTSD 환자들은 충격적인 사건을 감당할 수 없었을 정도로 원래부터 마음의 힘이 약했거나 외상적인 사건으로 인해 마음의 힘이 급격히 약해졌을 것이므로 이들에 대한 치료자의 정서적인 지지가 필수적이다. 임상적 경험들에 의하면 외상에 대한 흔한 반응들에 대하여 교육시키는 것이 치료동맹을 촉진시킨다고 한다.

②　자학 혹은 자해 시도의 차단: 해외파병을 많이 하는 미국의 경우, 전투에 참여했다가 PTSD를 앓게 된 사람들은 대부분 자기가 살인자였기 때문에 벌을 받아야 마땅하다고 생각하는 등의 죄의식(죄책감)을 가지고 있어서 빈번히 자살을 시도하는데, 이럴 경우 치료 자체가 시작되기 어렵다. 이렇게 죄책감, 후회, 무력감 등은 자기를 혐오하게 만들어 자기처벌 동기를 유발하기 쉬우므로 이런 문제부터 우선적으로 다뤄야 한다. 자기처벌 동기가 있는 사람은 치료에 협조하지 않는다.

③　불안과 각성 수준의 정상화: PTSD 환자들은 외상성 기억으로부터 감정만 분리해 억압함으로써 과거의 사건이 주는 충격에서 일단은 어느 정도 자기를 보호할 수 있었다. 하지만 억압된 감정이 저절로 사라지는 법은 없으며 더욱이 그것은 정신건강에 해롭다. 프로이트식으로 표현하자면 무의식에 억압된 감정은 지속적으로 정신건강에 악영향을 미칠 것이고, 현대 심리학적 표현을 사용하면 감정의 억압은 '심리적 영역에는 감정을 저장하지 않은 채로 단지 감정의 생리적 영역만을 경험'하게 만들 것이므로 결국에는 정신적, 신체적 상태가 악화되기 마련이다. 앞에서 살펴보았듯이, 단순하게 말하자면 감정이란 '신체적 변화에 대한 인지적 해석'이므로 설사 어떤 감정을 심리적 차원에서 억압하는 데 성공(인지적 해석의 차단)하더라도 그 감정은 생리적 차원에서 나쁜 쪽으로의 신체변화를 유발하기 마련이므로 몸이 상하고 뇌가 상하고 정신이 상하게 될 것이다. 어쨌든 내가 여기에서 강조하고자 하는 요지는 공포감정을 서서히 해소시킴으로써 PTSD 환자들이 외상성 사건을

직면하여 심리적으로 처리할 수 있을 정도로 그 공포감정의 위력을 줄여야 한다는 것이다. 이를 위해서는 약물치료를 포함하는 다양한 심리치료 기법을 활용해 평상시의 불안과 각성 수준부터 낮출 필요가 있다.

(2) 본격적인 치료단계

환자의 마음이 준비되어 있지 않은 상태에서 외상성 사건을 정면으로 다루기란 불가능하므로 일단은 외상성 사건이 아닌 그 사건 이후에 갖게 된 다양한 동기, 생각, 감정부터 다루는 게 좋다. 예를 들면 외상성 사건에 대한 회상 없이 죄책감, 무력감, 수치감, 복수심 등부터 먼저 다룬다는 것이다. 그리고 PTSD 환자들은 일반적으로 외상성 사건을 회상하는 것은 몹시 힘들어하지만 옛날 얘기를 하는 것은 그다지 무서워하지 않으므로 가능하다면 이 과정에서 어린 시절을 포함하는 환자의 과거 경험까지 살펴볼 필요가 있다. 똑같은 사건을 경험하더라도 모두가 아닌 일부 사람들만 PTSD를 앓는 것은 이 장애가 사고 이전의 심리, 특히 유년기에 형성된 심리에 의해 상당 부분 좌우될 수 있음을 의미한다. 따라서 환자의 과거 경험들을 다양하게 어루만지면서 마음의 힘을 키우는 과정은 외상성 사건을 심리적으로 소화할 수 있는 일종의 준비작업이 될 수 있다.

치료가 진전되어 환자의 상태가 좋아지면 외상 경험을 감정적으로 정화하면서 재구성emotional catharsis and reconstruction하는 치료를 해야 한다. 이런 치료는 환자가 더 이상 감정을 억압할 필요가 없도록 외상적 사건과 결부된 감정의 강도가 약화되며, 외상 경험을 지적으로 이해하고 사후적으로라도 통제력을 회복(예: 그때 이렇게 행동했으면 좋았겠구나. 다음에는 그렇게 대처하면 되겠군)함으로써 외상 경험이 마음속에서 더 이상 외상이 아닌 의미 있는 경험으로 자리 잡을 때까지 계속되어야 한다. 이를 위해서는 환자가 외상성 사건에 부여하는 주관적 의미와 그에게 특유한 심리적 취약성 등을 주의 깊게 평가해야 할 것이다.

마지막으로 개인의 힘으로는 어쩔 수 없는 불가피한 천재지변이나 전쟁의 경우에는 통제력 혹은 통제감의 회복이 쉽지 않을 수 있겠지만, 재난 시스템의 개선을 위한 활동이나 반전운동 등에 참여하는 등 개인적인 무력감을 극복하는 데 도움이 되는 방도를 찾을 수 있을 것이다.

좀 과장해서 말하면, PTSD 환자들 중 절반 정도는 치료자가 단지 정서적 지지만 제공하더라도 수개월 이내에 저절로 호전된다. 하지만 이들 중 일부는 완치되기가 아주 어렵다. 따라서 후자의 경우에 치료자는 낙관주의와 비관주의 모두를 경계하면서 끈기 있게 치료를 해야 할 것이다.

2) PTSD의 한의학적 치료

외상후스트레스장애 치료에서 급선무는 과도해진 경驚과 공恐, 즉 공포와 불안으로 인해 생겨난 신체적 문제를 바로잡는 것이다. 이것이 성공적일 경우 환자의 공포와 불안 수준이 줄어들 것이므로 그것은 이후의 한의학적 치료만이 아니라 심리치료에도 상당한 도움을 줄 수 있다.

외상후스트레스장애의 기본 치료방향은 어떠한 과도한 감정과 관련되어 있는 두드러진 신체증상에 따라 정해져야 한다. 즉 과도한 감정과 그것과 관련된 장부인 심心, 폐肺, 간肝, 담膽, 비脾, 위胃, 신腎의 상태를 잘 살펴보고 그에 맞는 적절한 치료를 하는 것이 중요하다. 심계, 불면, 불안, 피부건조와 같은 심폐心肺 증상이 우세하다면 그것을 우선적으로 치료해야 하고 식욕부진, 구토, 피로감, 대소변 이상과 같은 비위脾胃 증상이 우세하다면 그것을 우선적으로 치료해야 한다. 또한 근골계통 통증, 비뇨생식기계 증상이 뚜렷하다면 신腎을 위주로 하는 치료, 결단력 혹은 판단력이 떨어지거나 근육경련 등의 증상이 심하면 간담肝膽 위주의 치료를 해야 한다.

Summary

심리학

핵심 감정/기타 감정	극심한 공포(사건과 관련), 무력감 / 죄책감, 후회감, 적개심 등
신리치료의 기본	외상 경험의 감정적 정화와 소화 / 잠재되어 있는 심리적 취약요소 제거

한의학

주요 감정	경驚, 공恐, 비悲, 노怒, 우憂, 사思
병 리	기氣의 상역上逆, 역란逆亂 → 담膽 손상 및 다양한 장부 손상
신체 증상	심계항진, 번민, 구역, 구토 등
치 법	강기降氣, 평기平氣 위주

강박장애

1. 강박장애(OCD)

1) 정의

반복되는 강박적 사고나 행동이, 많은 시간을 소모하게 하거나 현저한 고통이나 손상을 초래할 만큼 심각한 장애이다.

2) 유병율

지역사회 연구(미국)에 의하면 평생 유병율은 2.5%이고 1년 유병율은 1.5~2.1%이다. 발병 빈도는 남녀가 비슷하지만 발병 연령은 여성보다 남성이 더 빠르다. 일반적으로 점진적이지만 급성적인 발병도 간혹 보고된다.

3) 주요 증상

(1) 신체적(생리적) 증상

– 불안과 관련된 신체 증상이 나타난다.

– 물이나 부식성의 세제를 지나치게 사용하는 환자들의 경우에
는 피부과적 문제를 가지고 있을 수 있다.

(2) 감정적 증상

– 불안: 원인을 알 수 없는 불안으로 인해 강박적 사고와 행동이
나타나기 시작했을 때, 처음에 사람들은 강박적 사고와 행동
이 불합리하다고 느껴 그것에 대해 저항하려 하고 저항을 시
도한다. 그러나 저항을 하려고 할 때마다 고조되는 불안이나
긴장을 경험하게 되는 반면 강박적 행동을 수행하면 불안이
완화되기 때문에 강박적 사고나 행동에 대한 저항에 실패하
게 되고 그 뒤부터 그것에 더 이상 저항하려 하지 않고 굴복함
으로써 강박적 행동을 그들의 일상과제 속에 포함시킨다.

– 불편감: 강박적 사고는 자아 비동조적—본인이 원하지 않거
나 달가워하지 않는다는 뜻—이어서 심한 불편감을 유발하므
로 일반적으로 강박장애 환자들은 강박적 사고나 충동을 무
시하거나 억제하려 하거나 그것을 다른 사고나 행동—강박적
행동—으로 중화시키려 한다. 예를 들면 가스불을 껐는지를
계속 의심하는 사람은 불이 꺼졌는지를 반복적으로 확인함으
로써 그 생각을 중화시키려 할 것이다.

- 압박감: 대부분 강박장애 환자들은 강박적 사고에 동반되는 고통을 감소시키기 위해 혹은 어떤 두려운 사건이나 상황을 예방하기 위해 강박적 행동을 수행해야만 한다는 압박감을 느낀다. 이런 압박감은 더러움에 대한 강박적 사고를 갖고 있는 사람으로 하여금 심적 고통을 줄이기 위해 피부가 벗겨질 때까지 손을 씻게끔 만든다.

- 무력감: 강박적인 사고와 행동을 통제하지도 못하고 그것에 저항할 수도 없다는 무력감이 전형적으로 나타난다. 물건 등이 무질서하거나 정돈되어 있지 않았을 때에 강박장애 환자들이 심한 고통을 받는 것은 부분적으로는 성격적 특성 때문일 수도 있지만 기본적으로는 그것이 이들의 무력감, 즉 통제감 상실을 자극해서이다.

(3) 정신적 증상

① 강박적 사고

- 뜻: 강박적 사고란 자아 비동조적으로 되풀이되는 생각—관념, 심상, 사고, 충동 등—을 말한다. 강박적 사고는 당사자에게 침입적이고(강요적이고) 부적절한 것으로 경험되며 심한 불안과 고통을 일으킨다. 강박장애 환자들은 강박적 사고의 내용이 자기의 것이 아닌 이질적인 것이고 자신의 통제권 밖에 있으며, 자신이 기대하는 종류의 사고가 아니라는 느낌을 갖고 있다. 그러나 이들은 강박적 사고가 그들 자신의 정신의 산물이며, 사고 주입처럼, 외부에서 강요된 것이 아니라는 점

은 인식할 수 있다.

- 흔한 강박적 사고들: ⓐ 오염(예: 악수할 때의 오염)에 대한 반복적 생각 ⓑ 반복적 의심(예: 교통사고를 내어 타인을 다치게 하거나 가스불을 끄지 않은 채로 그냥 나오지 않았는지 궁금해한다) ⓒ 특별한 순서로 물건을 정리하고 싶은 욕구(예: 물건이 무질서하거나 정돈되어 있지 않을 때 받는 강한 고통) ⓓ 공격적이거나 두려운 충동(예: 아이를 해치거나 교회에서 음담패설을 늘어놓으려는 충동) ⓔ 성적인 심상(예: 반복되는 호색적 상상) 등.

- 강박장애를 앓고 있는 어른들은 어떤 시점에서는 자신의 강박적 사고나 행동이 지나치거나 불합리하다는 점을 인식한다.

② 지적 능력 저하: 강박적 사고의 침입은 마음을 불안정하고 산만하게 하므로 독서나 컴퓨터 조작과 같은 집중을 요하는 인지적 과제 수행에서의 효율성이 떨어지는 경우가 흔하다.

(4) 행동(사회)적 증상

① 강박적 행동

- 뜻: 불안을 가라앉히기 위해서 행해야만 하는 제의화된 행동 ritualized action을 말한다. 이때 기도, 숫자 세기, 마음속으로 단어 반복하기와 같은 '반복적인 정신적 활동' 그리고 손 씻기, 정리정돈하기, 확인하기와 같은 '반복적인 행동'의 목적은 불안이나 고통을 방지하거나 감소시키고자 하는 것이지 기쁨이나 만족을 얻고자 하는 것이 아니다.

- 가장 흔한 강박적 행동은 씻기와 깨끗이 하기, 숫자 세기, 점

검하기, 반복적으로 행동하기, 정리정돈하기 등이다. 어떤 경우에는 이유 없이 특별하게 정해놓은 정교한 법칙에 따라 엄격하거나 상동증적인 동작을 보이기도 한다.

② 회피반응

상당수 강박장애 환자들은 더러워지거나 감염을 유발할 수 있는 상황을 회피하는 식으로 강박적 사고나 행동을 유발하는 대상이나 상황을 회피한다. 이러한 회피가 확장되면 전반적 기능에 있어서 심한 제한이 초래될 수 있다.

③ 사회활동의 곤란

강박적 사고나 행동은 심한 고통을 야기하고 시간을 소모(예: 하루에 1시간 이상)시킬 뿐만 아니라 정상적인 일상활동, 직업활동, 사회활동 그리고 대인관계에 심각한 문제를 초래할 수 있다.

4) 강박장애의 원인

(1) 강박장애의 생물학적 기초

강박장애 환자들은 대부분 중추신경계 기능부진이 있고 백질 white matter의 전체 부피는 작지만 피질cortex의 전체 부피와 선개부 operculum의 부피가 의미 있게 크며, 일부는 신경학적 장애를 가지고 있는 등 강박장애에 특유한 생물학적 기초가 있을 것으로 추정되고 있다. 그러나 이것은 이러한 생물학적 특징들이 단지 강박장애와 상관관계가 있을 뿐 인과관계가 있다는 것을 의미하지는 않는다.

(2) 스트레스

부톨프와 홀랜더Buttolph & Hollander, 1990에 의하면 강박 증상의 발생이나 악화는 임신, 출산, 양육 등의 스트레스와 약 69% 정도로 연관이 있다. 또한 106명의 강박장애 환자들을 조사한 네지로글루Neziroglu, 1992와 동료들의 연구에 의하면 임신이 다른 어떤 생활사건보다 강박증의 발생과 더 큰 연관성이 있다. 이런 연구들은 강박장애가 스트레스의 영향을 받는다는 것을 보여주는데, 실제로 강박장애 환자들은 스트레스의 유무에 따라서 증상이 심해졌다 덜해졌다 한다. 그러나 스트레스 역시 강박장애와 연관(상관관계)이 있을 뿐 그것이 강박장애의 원인이라는 명확한 증거는 없다.

(3) 방어기제의 남용

정신분석적 전통을 계승하고 있는 학자들은 방어기제의 남용이 강박장애를 유발할 수 있다고 믿는다. 강박장애에 가장 큰 영향을 미치는 방어기제는 억압이다. 억압이라는 방어기제를 사용하면 특정 기억은 억압될 수 있지만 그것에 묶여 있는 감정은 그대로 남아 있게 된다. 예를 들면 아버지에게 심하게 매를 맞았던 기억은 더 이상 회상되지 않지만 그 사건과 관련된 아버지에 대한 강렬한 공포감정은 그대로 남아 있을 수 있다. 이럴 경우 과거의 사건을 기억할 수 없어서 불안의 원인을 알 수 없지만 신체적으로, 무의식적으로는 강렬한 공포감정을 빈번히 체험하게 되므로 강박적 사고가 유발될 수 있다.

2. 강박장애에 대한 통합적 접근

1) 강박장애를 지배하는 주요 감정들

(1) 무의식적 두려움

강박장애의 가장 큰 문제점은 강박적 사고를 만들어내는 '불안'의 정체를 모른다는 것이다. 다시 말해 무의식 깊은 곳에서 강박적 사고를 유발하고 있는 감정들이 무엇이고 그것의 원인이 어디에 있는지를 환자가 알지 못하고 있다는 게 문제라는 것이다. 무의식적 두려움은 강박적 사고를 유발할 뿐만 아니라 상시적으로 불안, 불편감 등을 느끼도록 강요한다. 강박장애 환자들이 흔히 건강염려증적 걱정을 하고 그에 따라 자기가 안전한지를 점검하기 위해 반복적으로 의사를 방문하는 것은 이 때문이다.

(2) 무력감

비록 강박장애 환자들이 자각하고 있지는 못하지만, 본질적으로 강박적 사고와 행동은 강렬한 무의식적 감정을 부분적으로나마 해소 혹은 중화시키려는 목적을 갖고 있어서 그에 저항하면 불안이 오히려 더 심해진다. 그래서 이들은 대부분 저항을 포기하게 되는데, 그 대신 무력감의 심화라는 대가를 치르게 된다.

(3) 불편감과 압박감

강박장애 환자들은 원치 않는 강박적 사고의 침습이 야기하는 불편감, 원치 않는 강박적 행동을 해야만 한다는 압박감으로 심한 고통을 받는다.

2) 칠정상(七情傷)과 강박장애 – 공(恐), 사(思), 우(憂), 비(悲)

강박적 사고의 주원인이 무의식적 불안에 있으므로 강박장애는 공恐과 밀접한 연관이 있으며 본인이 원하지 않는 생각이 끊임없이 지속된다는 점에서 칠정七情 중에서 사思와도 관련이 있다. 즉 강박장애는 기본적으로 공과 사가 복합된 장애로 파악할 수 있다.

강박장애는 또한 근심 걱정을 주요한 증상으로 한다는 점에서 우憂와도 관련이 있고 자책감, 무력감 등이 유발되므로 비悲와도 일정부분 관련이 있다. 결론적으로 강박장애에서는 과도한 공, 사를 기본으로 하여 그것에 우, 비 등이 복합되고 이러한 감정들과 관련이 있는 장부가 손상되어 그로 인한 신체적, 정신적 증상이 나타나게 된다.

한의학적으로 강박장애의 근본적인 원인은 심허心虛에 있다고 추정할 수 있다. 한의학에서는 모든 정신적, 신체적 활동을 주관하는 것을 신神으로 보는데, 이 신을 주관하는 장부가 바로 심장心臟이다. '신神이 심心에 거居한다'는 표현이 바로 이를 일컫는 말이다. 심허 상태가 되면 신이 심心으로 귀속되어 돌아가지 못하고 ─안정되지 못하고─ 떠돌게 되어 다양한 잡생각이나 망상 등의 정신적 증상들을 유발하게 된다. 이런 관점에서 보면 강박장애란 심허로 인해 신이 부월浮越하게 되어 강박적 사고가 지속되며, 이것을 중화하거나 방어하기 위해 강박적 행동을 하게 되는 장애이다. 이러한 메커니즘

을 심리학적으로 번역해보자면, 심한 무의식적 불안과 이와 불가분
적으로 연결되어 있는 심장활동의 이상—예를 들면 심장이 비정상
적으로 두근거림—이 초래하는 심신의 고통으로 인해 정상적인 사
고를 하지 못해 강박적 사고가 나타난다고 말할 수 있다.

3) 한의학적 주요 증상

불안이 지속되어 만성적으로 혹은 반복적으로 근심 걱정을 하게
되면 기氣[11]가 발산되지 못해 울체鬱滯되는데, 기울氣鬱 및 기체氣滯
상태는 심허를 더욱 악화시킨다. 이때 악화된 심허가 다시 강박적
사고를 지속시키는 역할을 함으로써 일종의 악순환의 고리가 만들
어진다. 이러한 병리기전에 의해 식욕부진, 소화불량, 피로감, 변
비나 설사, 불면, 불안, 월경불순 등의 증상이 나타날 수 있다. 그러
나 강박장애에서는 기본적으로 정신적 증상과 행동적 증상—강박
적 사고와 행동—이 주요 증상이고 신체적 증상은 두드러지게 나
타나지 않는 편이다.

---

[11] 한의학은 기(氣)를 유형(有形)의 물질이 아니라 무형(無形)의 에너지에 가까운 것으로 이해하고 있다.

3. 강박장애의 치료

1) 강박장애의 심리 치료

(1) 약물치료

강박장애의 치료가 상당히 어려워서 그런지는 몰라도, 대부분의 치료자들이 강박장애의 치료에 있어서 약물이 아주 중요한 수단이라는 데에 동의하고 있다. 하지만 CMIclomipramine 같은 약만이 유일한 치료수단이라고 생각해서는 안 된다. 왜냐하면 CMI로 10주간 치료 후에 증상이 평균 이하로 감소한 경우는 단지 38~44% 정도에 불과하며, 반복적으로 지적했듯이 약물은 기껏해야 증상을 제거할 수 있을 뿐 정신장애 자체는 치료할 수 없기 때문이다.

(2) 환자의 저항

상당수 강박장애 환자들이 자기의 증상에는 집착하는 반면 치료적 노력에는 완강히 저항한다. 앞에서 지적했듯이, 비록 제한적이기는 하지만 강박장애의 증상은 무의식적 감정을 해소 혹은 중화시키는 순기능을 담당하고 있다. 프로이트식으로 말하자면 강박장애의 증상들, 즉 강박장애라는 병이 환자에게 2차적 이득을 주고 있다는 것이다. 그래서 강박장애 환자들은 무의식적으로는 증상을 포기하지 않으려 하고 나아가 치료적 노력에 저항하는 경향이 있다. 이 점을 고려하면, 초기단계부터 치료의 중심을 강박 증상의 제거에 맞출 경우 좋은 효과를 기대하기 어려울 것임을 예측할 수 있을 것이다. 따라서 치료자는 조급하게 환자의 강박적 사고나 행동을 없애려 하기보다는 그것이 유발하는 2차적인 곤란부터 다룰 필요가 있다.

(3) 스트레스 요인의 제거

스트레스는 강박장애 환자들의 잠재적 불안을 자극해 증상을 악화시키기 마련이므로 치료의 진전을 위해서는 스트레스 요인들부터 제거해야 한다. 이를 위해서는 치료과정에 가족치료를 포함시켜야 하는 경우가 많은데, 그것은 가정 내의 스트레스, 환자를 향한 가족들의 거절하는 태도, 좋지 않은 가족기능 등이 강박장애를 악화시킬 가능성이 높기 때문이다. 강박장애 환자들의 부모나 배우자들 34명을 대상으로 한 칼보코레시Calvocoressi, 1995와 동료들의 연구는 환자의 가족들이 환자의 제의들에 적극적으로 참여하고 그들의 일상적 규칙들을 심각하게 변화시켜가면서까지 환자에게 적응하고 있다는 것, 즉 가족들 중에서 88.2%가 어떤 식으로든 환자에게 적응하고 있음을 보여준다. 이것은 건강하지 못한 가족으로 인해 강박장애 환자가 생겨났든 아니면 강박장애 환자로 인해 건강하지 못한 가족이 만들어졌든 간에, 단지 강박장애 환자만이 아니라 그와 함께 생활하고 있는 가족들의 정신건강까지 함께 악화될 가능성이 매우 높다는 것을 의미한다. 따라서 강박장애의 치료에 있어서는 강박장애 환자에 대한 개인치료만이 아니라 가족치료까지 병행하는 것이 더 효과적이다.

(4) 무의식적 감정의 해소

원칙적으로 말하면, 세상에 필요하지 않은 것이 세상에 존재할 수 없듯이, 환자에게 필요하지 않은 증상을 환자가 가지고 있을 수는 없다. 물론 일부 사람들에게는 정신장애의 증상들이 환자에게 꼭 필요한 것이라는 말이 이상하게 들릴 수 있겠지만, 애초에 환자가 그것을 필요로 했기에 정신장애의 증상들이 비로소 생겨났음을 명심할 필요가 있다는 것이다. 이런 관점에서 강박장애에 대해 핵심적인 질문을 던져본다면 그것은 아마 '강박장애 환자들은 왜 강박적 사고를 필요로 했는가?'가 될 것이다.

강박적 행동은 대체로 강박적 사고를 되돌리거나 중화시키기 위해 만들어진 것이므로 강박적 사고의 진정한 원인만 치유할 수 있으면 강박장애를 완전히 뿌리 뽑을 수 있다. 따라서 치료자는 강박장애 환자의 전반적인 인격 안에서 강박 증상, 특히 강박적 사고가 어떤 기능을 수행하고 있는지 정확히 밝혀내야 한다. 다시 말해 강박적 사고의 원인인 무의식적 감정의 정체와 그 원인을 정확히 밝혀냄으로써 환자가 그것을 의식화하고 해소할 수 있도록 도와주어야 한다는 것이다. 비록 강박장애의 치료가 아주 어렵다고 알려져 있기는 하지만 이것에 성공한다면 완치가 충분히 가능할 것이다.

2) 강박장애의 한의학적 치료

강박장애는 기본적으로 심허心虛와 관련이 있으므로 심心의 기능을 정상화하는 것을 기본 치료방향으로 설정하면서 전반적인 불안 수준을 줄이기 위해 노력해야 한다. 강박장애에서는 다양한 신체 증상이 나타날 수 있으므로 이러한 치료원칙 하에서 각각의 환자마다 다양하게 나타나는 신체적인 장부 관련 증상을 면밀히 살펴 각 증상에 대한 대증치료를 병행해야 한다. 강박장애의 경우 기본적으로 정신적 증상이 주요한 증상이므로 심리치료를 반드시 병행해야 한의학적 치료도 그 의미를 가질 수 있을 것이다.

Summary

심리학

핵심 감정/기타 감정	무의식적 불안 / 불편감, 압박감, 무력감 등
심리치료의 기본	무의식적 불안의 원인 제거

한의학

주요 감정	공恐, 사思, 우憂, 비悲
병 리	심허心虛 및 기울氣鬱 → 신神이 부월浮越
신체 증상	불면, 불안, 식욕부진, 소화불량 등
치 법	안신安神 위주

범불안장애

1. 범불안장애(GAD)

1) 정의

적어도 6개월 동안, 최소한 한 번에 며칠 이상, 여러 사건이나 활동에 대한 제어하기 힘든 지나친 불안이나 걱정(염려스런 예견)이 나타나는 장애이다.

불안과 걱정은 다음에 열거하는 부수적 증상 가운데 적어도 3개의 증상을 동반한다. ⓐ 안절부절못함 ⓑ 쉽게 피로해짐 ⓒ 집중 곤란 ⓓ 쉽게 화를 냄 ⓔ 과민한 기분상태 ⓕ 근육 긴장 ⓖ 수면 장애.

2) 유병율

지역사회 연구(미국)에 의하면 평생 유병율은 5%이고 1년 유병율은 대략 3%이다. 임상적인 상황에서 남성보다는 여성에게서 보다 빈번(약 55~60%가 여성)하게 진단되며, 역학적인 연구에서도 성비는 거의 3분의 2가 여성이다. 반수 이상이 소아기 또는 청소년기에 발병하지만 20세 이후의 발병도 드물지 않다.

3) 주요 증상

(1) 신체적(생리적) 증상
 - 근육긴장에 동반하여 떨림, 경련, 흔들리는 느낌, 근육통증이
   나 아픔이 있을 수 있다.
 - 차갑고 축축한 손, 입 마름, 땀 흘림, 토할 것 같은 느낌, 설사,
   빈뇨, 연하곤란[12] 또는 목에 덩어리가 있는 느낌 등과 악화된
   놀람 반응이 나타난다.

(2) 감정적 증상
 - 불안: 범불안장애에서 불안과 걱정의 강도, 기간 또는 빈도는
   두려워하는 사건이 실제로 일어날 가능성이나 그러한 사건의
   실제적 결과와 비례하지 않는다.
 - 초조감: 모든 생활에서 초조해하고 조바심과 안달을 낸다.
 - 우울감: 우울 증상들도 흔하게 나타난다.

---

12 연하곤란(dysphagia, 嚥下困難): 음식물이 입에서부터 위로 통과하는 데 장애를 받는 느낌이 있는 증세
   를 말한다. 삼킴 장애라고도 한다.

(3) 정신적 증상

① 걱정

- 범불안장애의 걱정은 조절하기 힘들고 쉽게 사라지지 않으며, 전형적으로 중요한 기능장애를 초래하는 걱정이다. 이러한 걱정들은 광범위하고 뚜렷하고 고통스러우며 기간이 길고 유발요인 없이 빈번하게 발생한다. 이에 비해 일상적인 걱정들은 신체증상(예: 심한 피로, 안절부절못함, 긴장이 고조되는 느낌, 가장자리에 선 느낌, 과민한 기분상태)이 동반되는 경우가 적다.

- 걱정의 내용: 앞으로 일어날 가능성이 있는 업무, 책임, 재정, 가족들 문제, 자녀들의 불행에 대해 혹은 집안의 잡일, 자동차 수리, 약속시간에 늦는 것과 같은 사소하고 일상적인 일들에 대해 계속 걱정한다. 장애가 진행되는 도중 걱정의 초점이 한 문제에서 다른 문제로 이동될 수 있다.

- 걱정이 '지나친' 것임을 항상 인식하고 있는 것은 아니지만 지속되는 걱정과 이러한 걱정을 조절하기 어렵다는 주관적인 고통은 인식하고 있다.

② 주의력(집중력) 저하

- 과제에 집중하는 것을 방해하는 걱정스런 생각을 떨쳐버리기가 힘들다.

(4) 행동(사회)적 증상

- 사회활동의 곤란: 지나친 불안과 걱정으로 인해 사회적, 직업적, 기타 중요한 기능 영역에서 문제가 초래될 수 있다.

– 삶의 질 저하: 미래에 대한 계속되는 염려, 최근의 생활환경, 경제적인 상태, 가족구성원에 대한 위험의 가능성, 일상적인 온갖 걱정 등으로 인해 정상적이고 건강한 삶이 크게 지장을 받는다.

4) 범불안장애의 원인

범불안장애 환자들은 불안의 원인, 불안의 본질을 인식하지 못하고 있다. 그렇기 때문에 불안이 해소되지도, 통제되지도 않은 채 이들의 마음속에서 끊임없이 자유부동하게 되는 것이다.

상당수 학자들은 범불안장애가 회피라는 방어기제의 남용에서 비롯된다고 주장한다. 범불안장애 환자가 되는 이들은 자기를 불안하게 만드는 진정한 원인을 회피하기 위해 자잘한 걱정거리들에 집중한다. 그럼으로써 이들은 근본적인 불안의 원인을 직면해야 하는 두려움으로부터 일시적으로 벗어나는 데는 성공한다. 하지만 강도가 약하기는 하지만 정체를 알 수 없는 불안에 만성적으로 시달리는 대가를 치르게 되는 것이다. 이러한 특징적인 회피의 방어 양상은 어린 시절의 외상뿐만이 아니라 불안정하고 모순된 애착과도 연결되어 있을 수 있다. 너무나 당연한 말이겠지만, 범불안장애의 증상들 역시 스트레스를 받으면 악화된다.

2. 범불안장애에 대한 통합적 접근

1) 범불안장애를 지배하는 주요 감정들: 무의식적 두려움

범불안장애의 불안은 환자가 그 불안의 진정한 원인을 모르고 있다는 점에서 무의식적이라고 말할 수 있다. 물론 환자들은 의식적으로는 사소한 걱정거리들이 자기를 불안하게 만든다고 믿는 경향이 있다. 그러나 실제로는 그런 걱정거리들이 그들을 불안하게 만드는 게 아니라 무의식적 불안이 사소한 일들을 걱정하게끔 만드는 것이다. 여러 불안장애들 중에서 범불안장애가 가장 높은 동시이환율을 보이고 있는 것은 이 때문이다. 범불안장애 환자들 중 거의 90%는 적어도 평생에 한 가지 이상의 다른 불안장애를 앓는다.

범불안장애의 불안과 걱정을 유발하는 원인으로는 여러 가지가 있을 수 있다. 그중에서 대표적인 것 두 가지를 들면 다음과 같다.

(1) 어린 시절의 처벌공포

범불안장애를 앓는 아동 및 청소년들은 다른 사람들이 그들의 능력을 평가하지 않는데도 불구하고 학교에서나 운동시합에 있어서 수행능력이나 수행의 질에 대해 불안해하고 걱정하며, 지나치게 시간을 엄수하고자 안달한다. 이것은 그들에게 처벌에 대한 무의식적 공포—프로이트식으로 말하면 가혹한 초자아가 내면에 존재한다는 것—가 있을 수 있음을 암시해준다. 범불안장애 아동들이 전반적으로 순종적이고 완벽주의적인 성향을 보이는 것 역시 이와 관련이 있을 것이다.

범불안장애를 앓고 있는 아동 및 청소년들은 또한 지진이나 핵전쟁과 같은 재앙적인 사건들에 관해서도 걱정하는데, 그것은 그들의 신체적 안전 나아가 생존을 위협했을 가능성이 높은 처벌의 경험 혹은 처벌을 두려워했던 경험과 관련이 있을 것이다.

(2) 어린 시절의 유기공포

범불안장애를 앓는 아동들은 자기를 신뢰하지 못하고 완벽한 수행에 미치지 못한다는 심한 불안으로 과제를 다시 수행한다. 또한 이들은 전형적으로 인정받고자 하기 때문에 지나치게 질투심이 많고 자기의 수행과 여러 걱정에 대하여 지나치게 안심시켜주기를 요구한다. 이것은 범불안장애 아동들이 자기신뢰감, 자신감, 사랑받았다는 느낌 등을 발달시키기 어려운 양육환경에서 자라났을 가능성이 있다는 것을 암시해준다. 부모의 사랑과 지지가 부족한 조건에서 자라난 아동들은 성장해서도 무의식적인 유기공포에 시달리게 될 위험이 크다.

생애 초기부터 마음속 깊은 곳에 자리 잡게 된 처벌공포나 유기공포 등은 본인에게 자각되지 못할 수도 있고 나이가 들어감에 따라 망각될 수도 있으며, 그것을 무의식적으로 회피하게 되었을 수도 있다. 그러나 뿌리 깊은 무의식적 두려움이 있음에도 그것을 의식할 수가 없다면, 정체를 알 수 없는 불안에 끊임없이 시달리면서 살아가게 될 것이다.

2) 칠정상(七情傷)과 범불안장애 - 우(憂), 사(思), 공(恐), 비(悲)

끊임없는 근심 걱정으로 고통받는 범불안장애는 칠정七情 중에서 우憂와 가장 밀접한 관련이 있으며, 걱정스러운 생각이 지속되고 반복되므로 사思와도 관련이 있다.

근심 걱정은 우를 주관하는 장부인 폐肺와 관련이 있기 때문에 과도한 근심은 필연적으로 폐를 손상시키게 된다. 또한 불안이 지속되면 기氣의 소통이 원활치 못하게 되어 기가 울체鬱滯된다. 소심心한 사람, 즉 심장心臟이 약한 사람은 울체된 기로 인해 심장이 상傷할 수 있고, 간肝이 허한 사람은 간기肝氣의 울체가 한층 심해지며 중기中氣를 주관하는 비장脾臟까지도 손상될 수 있다.

범불안장애는 또한 무의식적 두려움이 내재되어 있다는 점에서 공恐과도 관련이 있고 흔히 우울한 감정을 동반한다는 점에서 비悲와도 관련이 있다.

결론적으로 범불안장애는 우憂, 사思를 기본으로 하고 여기에 공恐, 비悲 등이 복합적으로 관련되어 있는 장애로서 신체적으로는 심心, 간肝, 비脾, 폐肺 등의 장부가 손상된다. 환자의 신체적, 정신적 증상은 그의 주된 감정과 그에 따른 각 관련 장부의 손상 정도에 따라 다양하게 나타날 수 있다.

3) 한의학적 주요 증상

한의학에서는 삼초三焦라 하여, 인체를 크게 상초上焦, 중초中焦, 하초下焦의 세 가지 부위로 구분한다. 상초는 해부학적 견지에서 보면 횡경막 상부, 즉 흉부에 해당되며, 주로 심心, 폐肺와 관련되어 있는 부위이다. 중초는 늑골 밑에서 배꼽 위의 상복부를 의미하며, 간肝, 비위脾胃 등의 장부와 관련이 있는 부위이다. 하초는 배꼽 아래의 하복부를 의미하며, 신腎, 방광膀胱 및 소장小腸, 대장大腸 등의 장부와 관련이 있다.

만성적으로 근심 걱정을 하면 기氣의 소통이 원활치 못하여 울체된다. 이때 기가 상초에 울체되면 흉부에 있는 심장心臟에 손상을 주어 가슴이 답답하고 심장이 두근거리는 등의 증상이 나타나게 된다. 기가 중초에 울체되면 주로 간肝이 손상되므로 이와 관련된 증상, 즉 근육긴장 및 떨림 등의 증상이 나타나고 비위脾胃 등이 손상되면 소화불량, 구토 등의 증상이 나타날 수 있다. 또한 기의 울체가 우憂를 주관하는 장부인 폐肺에도 영향을 미쳐 피부 건조, 땀 흘림 등의 증상을 유발할 수 있다.

범불안장애는 사思와 밀접한 관련이 있는 장애이므로 사를 주관하는 장부인 비脾가 손상되어 다양한 소화기 증상—식욕 부진, 소화 불량, 구역 증상, 대소변 이상 등—이 나타날 수 있다. 나아가 기체氣滯로 인해 비가 손상되면 음식과 함께 담痰[13]을 형성하게 되어 매핵기梅核氣[14] 등을 유발하게 된다. 이러한 증상들은 범불안장애에 대해 서구의 정신의학이 언급하는 주요한 신체적 증상과 매우 유사하다.

비록 처음에는 감정 이상으로 인해 신체 손상이 시작되더라도

---

[13] 한의학에서 '담'이란 노폐물 등을 의미한다.

[14] 목 안에 무언가 걸려 있는 느낌으로 뱉어도 뱉어지지 않고, 삼키려 해도 삼켜지지 않는 증상을 말하며, 한의학적으로 '담'과 깊은 관련이 있는 증상이다.

일단 신체가 손상되면 그것은 감정 상태에 필히 악영향을 미치기 마련이다. 예를 들면 일단 간肝이 손상되면 간이 주관하는 감정인 노怒의 감정이 일어나 더 쉽게 분노하게 되고, 비脾가 손상되면 사思에 더 몰입하게 되며, 폐肺가 손상되면 그것이 주관하는 감정인 비悲나 우憂가 한층 깊어지게 되는 것이다.

범불안장애는 칠정상 중에서 기본적으로 우憂, 사思에 해당되므로 기체氣滯로 인한 손상이 기본병리가 되며, 여기에 더해 과도한 공恐과 비悲의 감정으로 인한 손상이 복합된다. 만약 울체된 기가 간을 손상시키면 간이 주관하는 감정인 분노怒가 심해지고, 폐肺에 영향을 주면 폐가 주관하는 감정인 근심憂이나 슬픔悲이 심해질 것이다.

3. 범불안장애의 치료

1) 범불안장애의 심리 치료

일부 몰지각한 치료자들은 항불안제가 빨리 작용하므로 돈을 별로 들이지 않고도 범불안장애 환자의 증상을 제거할 수 있다고 주장한다. 하지만 이들에게 필요한 것은 불안의 감소와 같은 증상들의 단순한 제거가 아니라 범불안장애와 같은 마음의 병을 유발하는 악화된 정신건강 상태에서의 완전한 탈출이다. 더욱이 항불안제는 그것을 계속 복용하고 있을 때에만 유효한데, 예를 들면 BZPBenzylpiperazine의 복용을 중단한 후의 재발빈도는 무려 63~81%

에 달하고 있다.

항불안제는 불안과 관련된 신체적, 생리적 반응을 억제하거나 제거할 수는 있지만 불안의 인지적 측면 나아가 불안이라는 심리 현상에는 별다른 영향을 미치지 못한다. 예를 들면 부모가 곧 죽을 것 같다는 근심 걱정에 시달리는 환자가 항불안제를 복용하면 그런 근심 걱정과 관련된 신체적인 고통은 줄어들지 몰라도 '부모가 곧 죽을 것 같다'는 근심 걱정이 없어지지는 않는다는 것이다. 이렇게 약물치료로는 불안을 완전히 제거하지 못할 뿐만 아니라 불안을 야기하고 있는 진정한 원인을 밝혀낼 수도 없으므로 반드시 심리치료를 병행해야 한다. 범불안장애는 환자의 내면에 감추어져 있는 두려움의 본질을 정확히 진단하고 그것을 해소해야만 비로소 완치될 수 있다.

2) 범불안장애의 한의학적 치료

범불안장애의 경우 기본적으로 심心, 폐肺, 간肝, 비脾의 손상과 밀접한 관련이 있어서 그와 관련된 증상이 나타난다. 하지만 사람마다 장부 손상의 부위나 정도가 다르고 세부 증상에서도 차이가 있기 마련이므로 각각의 환자에 맞는 처방으로 장부 손상을 치료해야 한다.

범불안장애 치료에서는 장부 손상의 기본병리가 기체氣滯에 있으므로 기氣를 잘 소통시키는 것을 기본 치료원칙으로 삼아야 한다. 즉 기의 상초上焦 울결로 인한 증상인 가슴 답답함, 심장 두근거림 등은 상초 울결을 풀어주는 약으로 치료하고, 중초中焦 기체로 인한 간肝 손상이 유발하는 근육긴장, 떨림, 과도한 분노 등은 간을 보補해주는 약으로 치료하며 소화불량, 식욕부진, 구역, 대소변 이상 등의 비기脾氣 손상과 관련된 증상은 비脾의 기운을 통하게 하는 약으로 치료하고, 땀 흘림, 피부 건조 등의 폐肺 손상과 관련된 증상은 폐를 보해주는 약으로 치료해야 한다. 이러한 치료는 단순히 신체적 병을 치료하는 데 그치지 않고 여러 감정들을 주관하는 관련 장부들을 회복시킴으로써 감정 이상 증세도 상당 부분 완화시켜줄 수 있을 것이다.

Summary

심리학

핵심 감정/기타 감정	무의식적 불안 / 초조감, 우울감 등
심리치료의 기본	처벌공포, 유기공포와 같은 무의식적 불안의 원인 제거

한의학

주요 감정	우憂, 사思, 공恐, 비悲
병 리	기氣의 울체鬱滯 → 삼초三焦 울결鬱結
신체 증상	• 상초上焦: 가슴 답답, 심계항진, 호흡부전 등 (심폐心肺 관련 증상) • 중초中焦: 식욕부진, 소화불량, 구역 등 (간肝, 비위脾胃 관련 증상) • 하초下焦: 대소변이상, 근골 통증 등 (신腎, 대소장大小腸 관련 증상)
치 법	행기行氣 위주

주요 우울장애

1. 주요 우울장애(MDD)

1) 정의

적어도 2주 동안 우울한 기분이 지속되거나 거의 모든 활동에 있어서 흥미나 즐거움을 상실하는 주요 우울증 삽화episode가 나타나는 장애이다. 일반적으로 다음 목록에 포함된 증상 가운에 5개 이상의 증상을 연속 2주 이상 경험해야 주요 우울장애로 진단한다.

ⓐ 하루의 대부분 그리고 거의 매일 지속되는 우울한 기분이 주관적인 보고(슬프거나 공허하다고 느낀다)나 객관적인 관찰(울 것처럼 보인다)에서 드러난다.

ⓑ 모든 혹은 거의 모든 일상활동에 대한 흥미나 즐거움이 하루의 대부분 또는 거의 매일같이 뚜렷하게 저하되어 있을 경우.

ⓒ 체중 조절을 하고 있지 않은 상태에서 의미 있는 체중 감소나 체중 증가, 거의 매일 나타나는 식욕 감소나 증가가 있을 때.

ⓓ 거의 매일 나타나는 불면이나 과다 수면.

ⓔ 거의 매일 나타나는 정신운동성 초조나 지체(주관적인 좌불안석 혹은 처진 느낌이 타인에 의해서도 관찰 가능하다).

ⓕ 거의 매일의 피로나 활력 상실.

ⓖ 거의 매일 무가치감 혹은 과도하거나 부적절한 죄책감을 느낌.

ⓗ 거의 매일 나타나는 사고력이나 집중력의 감소 혹은 우유부단함.

ⓘ 반복적인 죽음에 대한 생각, 특정한 계획 없이 반복되는 자살 생각 또는 자살 기도나 자살 수행에 대한 특정 계획.

주요 우울장애는 높은 자살률과 관련이 있는데, 심한 주요 우울장애가 있는 사람들 가운데 15% 정도가 자살에 의해 사망한다. 여기에서는 주요 우울장애를 편의상 '우울증'으로 줄여서 사용할 것이다.

사람은 누구나 인생을 살아가면서 이런저런 힘든 일을 겪게 되고 그에 따라 슬퍼하는 시기를 통과하기 마련이다. 즉 사람들이 한동안 우울한 기분에 빠져 있거나 흥미나 즐거움을 상실하는 것과 같은 현상은 사별 혹은 이별 등에 의해서도 나타날 수 있는 정상적인 반응이라는 것이다. 그러나 사랑했던 이와 사별한 후 2개월이 지나 증상이 시작되었고, 현저한 기능장애, 무가치감에 대한 병적 집착, 자살 생각, 정신증적 증상이나 정신성 운동지체 등이 지속되면 사별에 대한 정상적인 반응이 아닌 우울증으로 간주해야 한다.

2) 유병율

지역사회 연구(미국)에서 우울증의 평생 유병율은 여자에서 10~25%, 남자에서 5~12% 등으로 다양하게 나타나고 있다. 남자보다 여자에게 두 배 정도 흔하지만 사춘기 이전의 소년, 소녀들에게서는 거의 똑같이 나타난다. 남녀비율의 차이는 25~44세 집단에서 가장 높고 65세 이상에서는 낮다.

우울증의 유병률은 인종, 교육, 수입, 결혼 상태와 별다른 연관이 없는 것으로 나타나고 있다. 평균 발병연령은 20대 중반이며, 어떤 연령대에서도 시작될 수 있다. 역학적 자료들은 발병연령이 점점 더 낮아지고 있는 추세임을 시사하고 있다.

3) 주요 증상: 주요 우울증 삽화(Major Depressive Episode)

(1) 신체적(생리적) 증상

① 식욕과 체중 감소: 보통 식욕이 떨어지고 그에 따라 체중이 심하게 감소되므로 우울증 환자들은 억지로 먹어야만 한다고 느낀다. 때로는 식욕이 증가하거나 특정 음식을 갈망하는 경우도 있다.

② 피곤함: 흔히 에너지가 저하되며 피곤하고 나른하다. 어떤 우울증 환자들은 신체적 운동을 하지 않는데도 계속 피곤하다고 호소하며, 심지어는 아주 작은 일에도 상당한 노력이 요구된다고 불평한다. 에너지가 부족하고 피곤하기 때문에 작업의 효율성이 감소된다. 예를 들면 아침에 씻고 옷 입는 것조차 피로하게 느껴서 보통 때보다 2배 이상 힘들어 한다.

③ 통증: 일부 우울증 환자들은 슬픔의 기분을 보고하기보다는 오히려 신체 아픔과 통증과 같은 신체적 불편을 강조하는데, 이것은 대체로 심적 고통이 신체화되어 나타나는 현상이다.

(2) 감정적 증상

① 분노: 자극에 쉽게 화를 내는 과민한 기분상태가 심해져서 상당수의 우울증 환자들은 지속적으로 화를 내고 분노를 터뜨리고 타인들을 비난하며, 사건에 매우 민감하게 공격적으로 반응하고, 자잘한 문제로 인해 지나치게 좌절감을 느낀다. 아동과 청소년에게서는 슬픈 기분보다는 오히려 자극에 쉽게 화를 내는 정서적 과민상태가 전형적으로 나타난다. 이런 현상들은 분노가 우울증의 초기 단계에서부터 나타나는 주요한 감정이며 우울증 환자들의 마음속에는 분노가 누적되어 있음을 강하게 시사해준다.

② 슬픔: 우울증 환자들이 자주 우는 데서 알 수 있듯이, 우울증은 슬픔을 필수적으로 동반한다. 일부 환자들의 경우, 처음에는 슬픔을 부인하기도 하지만 심리치료가 계속되면 결국에는 슬픔이 드러난다. 예를 들면 치료자가 "막 울려고 하는 것처럼 보인다"고 지적하면 환자는 갑자기 울음을 터뜨린다.

③ 무력감: 우울증 환자는 자기에게는 스스로를 바꿀 힘, 주변환경을 바꿀 힘 나아가 세상을 바꿀 힘이 전혀 혹은 거의 없다고 느낀다. 우울증이 발병하기 전부터 무력감이 심했던 경우보다는 분노를 표출하거나 처리할 수 없는 절망적인 상황을 반복적으로 경험한 결과 무력감이 심해지는 게 더 일반적이다.

④ 무가치감: 우울증 환자들은 자기가 사회적으로는 이미 죽었다는 느낌, 즉 무가치감을 갖고 있을 뿐만 아니라 이 무가치감에 병적으로 집착한다. 이들이 비현실적이고 부정적인 자기 평가를 내리고 자신이 병이 들었으며 직업에서, 인간관계에서 책임을 다하지 못하고 있다고 스스로를 비난하는 것은 이 때문이다. 무력감 역시 '나는 무력하므로 쓸모없는 인간이다'라는 식으로 스스로에 대한 부정적인 평가를 유발함으로써 무가치감을 악화시킨다.

⑤ 자기혐오: 무력감과 무가치감 등은 매사에 못난 자기 탓을 하게 함으로써 스스로를 혐오하게 만든다. 잘 알려진 대로, 우울증의 가장 심각한 결과는 자살 시도나 자살 성공이다. 우울증은 자기혐오감을 필수적으로 포함하고 있어서 우울증이 심해질수록 자기학대적, 자기파괴적 충동도 강해져 결국에는 자살[15]까지 시도하게 된다.

⑥ 무쾌감: 고통스러운 감정들이 해소되지 않고 내면에 계속 쌓이다 보면 당연히 삶의 의욕이나 삶에 대한 흥미를 잃어가게 될 것이다. 우울증에서는 적어도 어느 정도의 흥미나 즐거움의 상실이 항상 나타나서 우울증 환자들은 취미에 대해 흥미가 감소되고 더 이상 관심을 갖지 않게 되거나, 이전에는 즐겁게 생각되었던 활동에 대해서 어떤 즐거움도 느끼지 못하게 된다. 어떤 이들은 성적 관심이나 욕구가 이전 수준보다 상당히 줄어든다. 이런 상태가 계

---

15 여기에서 언급하는 자살에는 자기를 돌보지 않고 상태가 계속 나빠지도록 방치하는 점진적 자살도 포함된다.

속되면 마침내 쾌감을 느끼는 능력까지 감퇴되어 자극에 대한 느낌 자체가 현저히 줄어들거나 없어지고 만사를 귀찮아하게 될 수 있다. 통속적으로 말하면, 세상 살 재미가 하나도 없어서 차라리 죽고 싶은데 죽을 용기나 힘은 없어 죽지 못해 산송장처럼 살아가는 최악의 상황으로까지 악화될 수 있다는 것이다.

⑦ 두려움: 자아의 위축과 두려움은 비례하기 마련이다. 상당수 우울증 환자들이 빈번하게 불안과 공포에 시달리고 두통, 관절통, 복부통 같은 신체적 통증을 경험하며, 신체건강에 대해 과도하게 걱정하는 것은 이와 관련이 있다. 이 외에도 주요 우울증 삽화 동안 어떤 이들은 공황장애의 진단기준을 충족시키는 공황발작을 경험하기도 하고 아동에게서는 분리불안이 나타나기도 하는데, 이것은 우울증이 유기공포와 같은 대인관계와 관련된 두려움과도 관련이 있을 수 있음을 시사해준다.

⑧ 죄책감: 비록 죄책감이 흔하기는 하지만 모든 우울증 환자들이 심한 죄책감을 갖고 있는 것은 아니다. 과도한 죄책감을 동반하는 우울증은 동양보다는 하느님의 심판을 두려워하는 기독교 문화권에서 더 보편적이다. 죄책감이 심한 우울증 환자들은 죄의식에 집착하며 사소한 과거의 실패에 대해 계속 돌이켜보면서 후회한다.

(3) 정신적 증상

① 사고능력 저하: 정신이 쉽게 산만해지거나 기억력이 떨어져서 생각하고, 집중하고, 결정을 내리는 능력이 손상된다. 지적으로 높은 수준의 학문적, 직업적 활동을 수행했던 사람들은 가벼운 수

준의 집중력 문제가 있을 때조차도 적절하게 기능하지 못하게 된다. 아동의 경우에는 학교 성적이 갑자기 떨어질 수 있다.

② 죽음 혹은 자살 생각: 죽음에 대한 생각, 자살 생각을 많이 한다. 이러한 생각은 만약 자신이 죽으면 다른 사람이 더 잘 될 것이라는 믿음으로부터 순간적이거나 반복적인 자살 시도에 대한 생각, 자살방법에 대한 실제적이고 특별한 계획에 이르기까지 그 범위가 다양하다. 우울증과 관련된 자살 동기에는 극복할 수 없다고 인식되는 장애물에 부딪혔을 때 포기하려는 충동, 끝이 없다고 여겨지는 몹시 고통스런 기분상태를 끝내려는 강렬한 소망, 가까운 사람들에게 복수하려는 소망 등이 포함된다.

(4) 행동(사회)적 증상

① (정신운동적) 초조 혹은 지체

- 초조: 계속 앉아 있지 못함, 걷기, 손 꽉 쥐기, 피부, 옷 혹은 다른 물건을 잡아당기거나 문지르기 등.
- 지체: 말, 사고, 몸의 느린 움직임, 대답하기 전 침묵하는 시간이 길어짐, 음량, 음조, 양의 감소, 말의 내용이 다양하지 못하거나 말이 없음 등.

② 사회적 위축: 타인들과 친밀한 관계를 잘 맺지 못하고 사회적 상호관계가 만족스럽지 못하며 성기능 장애가 나타나기도 한다.

4) 우울증의 원인

(1) 우울증에 대한 취약성을 증가시키는 요인들

① 생물학적 요인: 우울증은 일반 인구에서보다 이 장애를 가진 이들의 직계 가족에게서 1.5~3배 정도 더 흔한데, 이것은 우울증에 취약한 체질이 있을 수도 있음을 암시해준다. 우울증에는 세로토닌, 노르에피네프린, 아세틸콜린, 도파민, 가바 등의 신경전달물질이 영향을 미치는 것으로 알려져 있다. 또한 우울증은 당뇨병, 심근 경색증, 암, 뇌졸중과 같은 만성적인 의학적 상태와도 관련이 있을 수 있다.

② 유년기의 상처: 아동기나 사춘기에 부모와 이별한 경험을 가진 사람, 특히 여성들에게서 우울증의 위험성이 증가한다는 보고가 있다. 이 외에도 방임, 학대 등의 조기 스트레스 요인들 역시 우울증에 대한 취약성을 증가시킨다. 이와 관련해 블라트Blatt, 1998는 우울증을 두 가지로 구분했다. 그는 우선 '유기공포'라고 할 수 있는, 버려지고 보호받지 못할 것에 대한 만성적인 두려움과 연관된 우울증을 '의존적 우울증'으로 지칭했다. 의존적 우울증을 앓고 있는 이들은 대인관계의 단절에 특히 취약하고 무력감, 유기감, 상실감, 외로움, 나약함을 특징으로 갖고 있으며, 양육 받고 보호 받고 사랑 받기를 갈망한다. 그는 다음으로 '타인들로부터 비난을 받고 인정을 받지 못할 것에 대한 만성적인 두려움'과 관련된 우울증을 '함입성introjected 우울증'으로 지칭했다. 함입성 우울증을 앓는 이들은 매우 자기비판적이어서 긍정적이고 효과적인 자기감을 유지하

기가 힘들고 무가치감, 실패감, 열등감, 죄책감 등을 특징으로 갖고 있으며, 자신의 자발성과 통제성이 상실되었다고 느낀다. 블라트가 정의한 유기공포 그리고 사회적 인정(혹은 사회적 유기공포)과 각각 관련이 있는 의존적 우울증과 함입성 우울증은 모두 주 양육자로부터 사랑과 지지를 제대로 받지 못하는 성장환경과 밀접한 관련이 있다. 따라서 우울증을 두 가지로 구분하자는 그의 제안에 동의하든 동의하지 않든 간에, 적어도 그의 연구는 생애 초기 양육자와의 관계에서 유기공포와 같은 상처가 만들어지면 심리적으로 우울증에 취약해질 수 있음을 잘 보여주고 있다.

③ 스트레스 요인: 우울증은 일반적으로 사랑하는 사람의 죽음이나 이혼 같은 심한 정신사회적 스트레스를 주는 사건이 있은 후에 잘 발병한다.

(2) 우울증의 원인

정신장애 중에서도 우울증에 관한 이론이나 연구는 상대적으로 많은 편이어서 그것들을 모두 소개하기는 어렵다. 그러므로 여기에서는 대부분의 심리학자들이 동의하고 있는 우울증의 두 가지 원인에 대해서만 간략히 언급하기로 한다.

① 자존심[16] 손상

과거에 프로이트는 『애도와 우울*Mourning and Melancholia*』에서 우울

---

[16] 자존감은 '감정'과 연관된 개념인 반면 자존심은 동기, 감정, 지식을 모두 포함하는 '심리'와 연관된 개념이다. 그러나 여기에서는 편의상 이 두 개념을 혼용해 사용할 것이다.

증의 중요한 특징으로 자존심의 심각한 손상을 꼽은 바 있다. 자존심이란 자신의 사회적 가치에 대한 자각에 기초해 생겨나는 스스로를 존중하는 마음이다. 따라서 자존심이 손상되었다는 것은 자기가 사회적 가치가 없는 인간, 사회에 아무 쓸모가 없는 존재라고 생각한다는 것을 의미한다. 한마디로 자신의 사회적 생명이 시들었거나 죽었다는 생각과 느낌을 갖게 된다는 것이다.

자존심 혹은 자존감의 손상은 무가치감의 상승과 즉각적으로 정비례할 뿐만 아니라 분노와 슬픔, 무력감, 자기혐오감 등의 악화와도 밀접한 관련이 있다. 나아가 자존심이 손상된 사람은 사회활동에 대한 자신감과 의욕 등을 상실해 사회활동의 위축은 물론이고 대인관계에서의 어려움을 피할 수 없다. 심리학자들이 우울증의 주요한 원인으로 자존심 손상을 지목하고 있는 것은 이 때문이다.

일반적으로 자존심 손상은 무가치감, 무력감, 자기혐오감 등으로 인해 누적된 분노가 자기를 공격하게 됨으로써 본격화되는 것이므로 그것을 우울증의 최초의 원인이라고 말할 수는 없다. 하지만 우울증 발병에 영향을 미치는 여러 부정적인 감정들이 궁극적으로는 자존심을 손상시켜야 비로소 우울증이 본격화되므로 자존심 손상을 우울증의 주요한 원인으로 꼽는 것은 타당하다.

사람들을 협동과 단결이 아니라 개인주의적 경쟁으로 떠밀고 친밀한 인간관계를 가능하게 해주는 최후의 보루라고 할 수 있는 기층공동체를 해체시킴으로써 현대인을 고독자로 전락시키는 현대 자본주의사회에서 자존심 손상을 피하기란 어렵다. 여러 심리학 연구들이 증명했듯이, 친밀한 인간관계와 자존심의 유지는 매우 밀접하게 연관되어 있다. 그렇기 때문에 의미 있는 인간관계를 상실하여 사회관계에서 자기의 존재의미를 찾을 수 없게 된 대다수 현대인은 우울증에 취약할 수밖에 없는 것이다. 또한 물질숭배사상이 최고의 절정기를 구가하고 있는 한국사회에서는 돈 혹은 출세와 성공을 기준으로 사람의 사회적 가치가 획일적으로 평가되고 있다. 이것은 돈을 많이 벌지 못한 사람들, 사회적으로 성공하거나 출세하지 못한 사람들이 스스로를 사회적 가치가 없는 사람으로 평가하도록 강요함으로써 그들의 자존심을 손상시킨다. 즉 신자유주의사회의 주류 이데올로기에서 자유로울 수 없는 대부분 한국인들은 자기의 사회적 가치를 부나 경쟁에서의 승리에서 찾기 때문에 학업이나 직업 등에서 실패할 경우 자존심이 손상—무가치감의 심화—되어 우울증을 앓게 될 가능성이 그만큼 커진다는 것이다. 결론적으로 그 최초의 발병원인들이 무엇이든 간에 사람은 자존심이 손상되어야, 반대로 말하면 무가치감이 극심해져야 심리적으로 우울증을 앓게 된다고 말할 수 있다.

우울증 환자의 자존심이 크게 손상되어 있다는 것은 조울증 ― 정확한 명칭은 양극성 장애Bipolar Disorder이다― 환자의 조증 상태에 대한 관찰을 통해서도 간접적으로 확인할 수 있다. 우울증 삽화와 조증 삽화 사이를 오가는 조울증에서 조증 삽화는 우울증 삽화에 대한 보상기능을 하고 있는 것으로 추정되고 있다. 그런데 이 조증 삽화에서 환자들은 '비정상적으로 의기양양'해지고 '팽창된 자존심', ―무비판적인 자신감, 심하게 과장된 자신감, 망상적인 자신감 등― '과대한 사고', '과대망상' ―예를 들면 자기가 신과 특별한 관계를 가지고 있다거나 정치, 종교, 연예 분야에서 유명한 인물과 특별한 관계를 가지고 있다― 등을 드러낸다. 조울증 환자들이 조증 상태에서 이렇게 자기를 과대포장하는 것은 역설적으로 그들의 자존심이 심각하게 손상되어 있음을 증명하고 있다. 즉 그들은 조증 상태에서 우울증의 핵심적인 특징 혹은 증상인 자존심 손상을 보상하기 위해서 자기를 부풀린다는 것이다.

② 무력감

최근 들어서는 우울증의 원인으로 무력감helplessness을 강조하는 학자들이 많아지고 있다. 과거에 프로이트는 우울증을 공격성이 자기 내부로 향한 결과라고 주장했었지만 이후 비브링Bibring, 1953 같은 학자들은 공격성이 자기 내부로 향하느냐 마느냐 하는 문제는 부차적이라고 주장했다. 이들에 의하면 우울증에 전형적인 무력감은 공격성이 자기 내부를 향하기 전에 이미 나타나는 일차적 감정이고 공격성이 내부로 향하는 것은 이차적인 현상이다. 뒤에서 다시 언급하겠지만 무력감은 기본적으로 이상과 현실 사이의 긴장, 쉽게 말하면 현실의 벽에 부딪쳐 간절한 동기가 반복적으로 좌절되는 동기 좌절에서 비롯된다. 예를 들면 권위주의적인 직장 상사로부터 부당한 대우를 받고 있으나 생계 때문에 참아야만 하는 상황, 자기가 열렬히 지지하는 정당이 집권에 반복적으로 실패하는 상황 등이 무력감을 유발할 수 있다. 이렇게 무력감은 일반적으로 자기가 주변 상황 나아가 세상을 바꿀 수 없다고 믿게 될 때 생겨난다. 무력감은 분노를 외부세계를 향해 표출하는 행위를 포기하게 만들고 나아가 자기혐오감을 악화시켜 분노가 자기를 향하게 만들 수 있는데, 이럴 경우 자존심이 계속 손상되므로 우울증을 앓게 될 것이다.

(3) 우울증은 대표적인 사회적 질병

대부분의 정신장애가 그렇기는 하지만 그야말로 우울증은 대표적인 사회적 질병이라고 말할 수 있다. 즉 우울증은 건강하지 못한 사회가 전체 사회구성원들에게 강요하는 집단적인 정신장애라는 말이다. 사회가 절망적으로 변해갈수록 자살자가 늘어나고 사회가 희망적으로 바뀌어갈수록 자살자가 줄어드는 현상 하나만으로도 사회의 건강성이 우울증의 주요한 원인으로 작용하고 있다는 사실을 쉽게 추론할 수 있을 것이다.

우울증을 유발하는 원인이 아주 다양하다는 점을 인정하지만, 나는 우울증을 앓게 되는 일반적 경로가 다음과 같다고 생각한다.

사회	동기 좌절을 강요하는 사회	대안 혹은 희망이 부재한 사회		
감정	분노와 슬픔	분노와 슬픔의 누적 + 무력감 + 무가치감	자기혐오 + 분노가 자기를 공격	우울감, 무쾌감, 사고능력 저하 등
우울증	발병 이전	초기	중기	후기

일반적으로 우울증은 건강하지 못한 사회가 사람이 가지고 있는 일련의 동기들—특히 사회적 동기[17]가 중요하다—을 반복적으로 좌절시키는 데로부터 시작된다. 동기의 좌절은 통상적으로 사람들의 마음속에서 분노와 슬픔의 감정을 유발한다. 부부가 하루

종일 뼈 빠지게 일하는데도 도무지 가난을 탈출할 수 없다면 얼마나 화가 나고 슬플 것인지 한번 상상해보라. 정당한 동기가 좌절되었을 때 사람들이 분노와 슬픔을 체험하는 건 아주 정상적이고 당연한 일이다. 그러나 이런 분노와 슬픔을 적절한 시점에 건강한 방식으로 표출함으로써 그것이 사회를 개혁하는 에너지로 사용되지 못할 경우에는 문제가 생긴다. 쉽게 말해 엄청나게 화가 나고 슬프기는 한데, 현실을 바꿀 수 있다는 희망 혹은 세상이 더 좋아질 거라는 희망이 없다면 분노와 슬픔이 해소될 수 없다는 것이다. 아무리 열심히 일해도 가난한 신세를 벗어나지 못하는 부부가 결국에는 자기들의 힘없고 빽 없고 능력 없음을 탓하게 되듯이, 세상 욕을 하고 세상을 탓해봤자 아무 소용이 없거나 그런 행위조차 불가능하게 만드는 암담한 현실은 '나는 세상을 바꿀 수 없는 무력하고 무가치한 존재'라는 인식을 강요할 것이다. 나는 바로 이 시점에서 우울증이 시작되며 따라서 우울감이라는 감정이 '분노 + 슬픔 + 무력감 + 무가치감'이라는 4가지 감정을 핵으로 하는 부정적인 감정들의 혼합체라고 생각한다.

누적된 분노와 슬픔에 무력감과 무가치감 등이 불을 지르면 자기혐오감이 심해져 원래는 밖을 향했어야 할 분노가 자기를 향하게 됨으로써 '자기혐오감 → 분노가 자기를 향함 → 자기에 대한 비난과 저평가(자기공격) → 자존감 저하 → 자기혐오감 심화'라는 악

---

17 사회적 동기: 5대 사회적 욕구(사랑, 양심, 통제, 정신문화, 자존)와 사회적 요구. 이에 대한 자세한 논의는 『새로 쓴 심리학』(세창출판사, 2009)의 '동기' 편을 참고하라.

순환의 고리가 만들어진다. 여기까지 진행되면 우울증은 이미 초기 단계를 지나 본격화되고 있다고 평할 수 있을 것이다. 일찍이 프로이트는 우울증이 자존심의 심각한 손상, 자기비난과 자기비하 등을 필수적으로 동반하고 있음을 강조하면서 이것을 분노―프로이트 이론에 입각해 정확히 말하자면 죽음본능―가 자기의 내면으로 향한 결과라고 주장한 바 있다. 한마디로 우울증이란 분노가 외부로 향하지 못하고 자기 내부로 향하는 것에 의해서 발생·발전하는 정신장애라는 것이다. 그러나 비브링 등이 적절하게 지적했듯이 분노가 자기 내부로 향하게 되는 것은 우울증의 최초 원인도 또 주요한 원인도 아니다. 왜냐하면 우울증은 분노가 내면으로 향하기 이전부터 분노와 슬픔, 무력감과 무가치감에 의해서 시작되기 때문이다.

우울증이 필수적으로 동반하는 여러 가지 감정들이 치유되기는커녕 점점 악화되면 사고능력이 저하될 뿐만 아니라 궁극적으로는 삶에 대한 흥미와 의욕을 완전히 상실하게 될 것이다. 이것이 바로 우울증이 도착하는 종착역이다.

2. 우울증에 대한 통합적 접근

1) 우울증을 지배하는 주요 감정들

우울증에서 특징적으로 나타나는 감정들은 분노, 슬픔, 무력감, 무가치감, 자기혐오감, 무쾌감, 두려움, 죄책감 등 아주 다양하다.

그러나 이 중에서 가장 핵심적인 감정은 분노, 슬픔, 무력감, 무가치감의 4가지이다. 자기혐오감, 무쾌감, 두려움, 죄책감 등은 이 4가지 감정에 의해서 생겨났거나 악화된 감정일 가능성이 높고 두려움, 죄책감 등은 우울증에서 나타날 수도 있고 나타나지 않을 수도 있는 부차적인 감정들이다. 이것은 우울증이 최소한 분노, 슬픔, 무력감, 무가치감이라는 4대 감정 없이는 발생할 수도 발전할 수도 없음을 의미한다.

우울증이 진행됨에 따라 우울증 환자의 분노는 점점 더 자기 내부를 향하게 되지만 원래 이 분노는 외부를 향했던 것이거나 외부를 향해야 마땅했던 것이다. 즉 우울증 환자의 분노가 자기 내부를 향하게 되는 것은 그것을 그들이 원해서가 아니라 분노를 외부로 표출하지 못해서라는 것이다. 이렇게 우울증의 주요 원인인 분노는 원래 외부를 향해야 되는 것인 만큼 그것은 틈만 나면 외부를 향해 분출되는데, 그 대표적인 증상이 바로 비난을 포함하는 타인에 대한 공격과 자살이다. 제이콥슨Jacobson, 1971b은 우울증 환자에게서 흔히 발견되는 숨겨진 공격성 혹은 가학증에 대해 다음과 같이 지적했다.

우울증 환자는 자기 배우자, 더러는 자신의 전체 주변 환경 그리고 특히 자기 자녀들로 하여금 심각한 죄책감을 느끼게 하는 데 절대로 실패하지 않으며, 그렇게 하여 그들을 점점 더 우울한 상태로 빠져들게 한다.

물론 모든 우울증 환자들이 노골적으로 또 공개적으로 타인들을 비난하거나 공격하지는 않는다. 하지만 원래는 외부를 향해야 하는 분노가 마음속에 누적되어 있는 이상 그런 충동을 느끼지 않기란 거의 불가능하며, 타인과 세상에 대한 은밀한 비난이나 공격에 대한 유혹 역시 뿌리치기가 힘들다.

자살은 기본적으로 자기를 공격하고 파괴하는 행위라고 말할 수 있지만, 그것에는 타인에 대한 분노가 포함되어 있는 경우가 아주 흔하다. 즉 자살이 생존자들의 삶을 공격하거나 파괴하기 위해서 계획되는 경우가 자주 있는데, 예를 들면 일부 우울증 환자들은 자살만이 부모에 대한 유일하게 만족스러운 복수 방법이라고 믿는다. 심한 자살 기도자가 갖고 있는 특징 중의 하나는 분노나 공격성을 과도하게 자제한다는 것인데, 이것 역시 자살이 외부를 향해야 하는 분노의 억제와 상당한 관련이 있음을 보여준다.

2) 칠정상(七情傷)과 우울증 – 비(悲), 우(憂), 사(思), 노(怒)

우울증은 슬픈 감정이 지속되며 끊임없이 근심 걱정을 한다는 점에서 비悲, 우憂, 사思와 밀접한 관련이 있다. 그러나 우울증의 근본원인 중의 하나가 노怒라는 사실을 간과하면 안 될 것이다. 일반적으로 사람들은 분노하면 분노감정을 외부로 표출함으로써 그것을 해소하는데, 우울증 환자의 경우에는 노를 표출하지 못하고 억압하기 때문에 기氣가 울체鬱滯 된다.

앞에서도 언급했듯이 한의학에서는 음陰의 성질을 가지고 있는 여자의 신체에서 기체氣滯, 즉 기가 울체되는 현상이 발생하기가 더 쉽다고 보고 있다. 그런데 여기에 더해 기의 울체가 유발된다는 점에서 우울증이라는 정신장애 자체가 음의 성질을 가지고 있다. 기체로 인한 신체적, 정신적 증상에 한층 취약한 여성에게서 우울증의 유병율이 남성에 비해 2배 정도 높게 나타나는 것은 아마 이 때문일 것이다. 여성에게서 주로 나타나는 화병火病 역시 우울증과 유사한 맥락에서 파악할 수 있다.[18]

기본적인 분노를 해소하지 못하고 안에다 담아둔 결과 내면에 분노가 쌓이게 되어 기가 울체되고 이러한 기체가 심해져 다양한 신체적, 정신적 증상이 나타나는 것이 우울증의 기본적인 병리기전이라고 말할 수 있는데, 세부적으로 보면 이를 다시 2가지 유형으로 구분할 수 있다.

첫째, 기체 상태로 인해 슬픈 감정이 과도해지는 상태, 즉 비悲의 감정이 해소되지 못하고 끊임없이 지속되어 사思와 결합되는 유형이 있다. 이러한 경우에는 슬픈 경험이나 사건 등으로 인해 촉발된 슬픈 감정이 지속되며, 무기력감과 무가치감 등에 시달리고 그것이 의욕상실로 이어지게 된다.

둘째, 기체 상태가 근심 걱정으로 이어져 우憂의 감정이 해소되지 못하고 끊임없이 지속되어 사思와 결합되는 유형이다. 주로 사업 실패나 사기 등 부정적이고 큰 충격을 받는 경험을 한 이후에 나타나는 경우가 많으며 분노감정이 해소되지 못한 상태에서 미래에

---

18 특유한 신체 증상을 동반한다는 특징이 있지만, 한의학적으로 화병은 감정적인 면에서 우울증과 유사하다고 볼 수 있다.

대한 불안감이 커지는 등, 복합적인 감정으로 인하여 일상생활까지 힘들어진다.

3) 한의학적 주요 증상

우울증은 기본적으로 노怒의 감정을 제대로 표출하지 못하는 것과 관련이 있으므로 노를 주관하는 간肝 관련 증상인 근육 경련이나 위축, 구토, 설사, 호흡 곤란과 같은 신체적 증상과 건망, 불면, 다몽 같은 정신적 증상이 유발된다. 또한 억압되어 있는 노로 인해 자극에 민감하게 반응하며 화火를 잘 내거나 예민해지는 등의 증상이 나타날 수 있다.

비悲와 사思의 감정이 과도해지면 각 감정을 주관하는 장부인 폐肺, 비脾, 위胃 등이 손상되어 관련 증상인 가슴 두근거림, 신체 열감, 부종, 감각이상, 식욕부진, 피로감, 천식 등의 신체적 증상과 건망, 판단력 저하, 무기력, 의욕 저하 등의 기타 증상이 나타날 수 있다.

우憂와 사思의 감정이 과도해지면 기氣의 소통이 원활하지 못하게 되어 가슴 답답함, 변비, 소변 이상, 소화장애, 통증, 월경불순, 피부 건조와 같은 증상이 유발될 수 있다.

3. 우울증의 치료

1) 우울증의 심리 치료

우울증 치료자가 반드시 가져야만 하는 가장 중요한 태도는 우울증 환자들이 정말로 우울하다는 사실을 인정하고 그들에게 깊이 공감하는 것이다. 그렇지 못할 경우 치료자는 '세상일이라는 게 다 어렵지요', '그 정도 일로 의기소침해진단 말인가요?', '집에만 있지 말고 밖에 나가서 운동이라도 해 보세요', '젊은이답게 힘을 내세요'와 같은 어설픈 충고나 기운을 북돋우려는 말들을 부지불식간에 할 수 있는데, 환자들은 이를 치료자가 자기에게 전혀 공감하지도, 자기를 이해하지도 못하고 있는 것으로 받아들인다. 이럴 경우 우울증 환자들은 더욱 외로워지는 느낌을 받게 되어 자살에 더 매달리게 될 위험이 있다. 따라서 우울증 치료자들은 환자가 반드시 우울해질 수밖에 없는 타당한 이유가 있음을 인정하고 그의 주관적인 내면세계 속으로 깊이 들어가야 한다.

(1) 근본 원인의 제거: 한국사회의 개혁

그것이 가장 우선시해야만 하는 치료는 아닐지라도, 가장 확실한 치료란 문제의 근원을 제거해버리는 치료이다. 따라서 우울증은 정상적인 동기의 반복적인 좌절을 강요하는 한국사회, 사람들에게 희망을 주지 못하는 한국사회를 바람직하게 개혁하면 현격하게 줄어들 것이다. 그러나 이것은 현실적으로 매우 어려운 일일 뿐만 아니라 환자 혼자서 감당해야 하는 또 감당할 수 있는 일도 아니다. 더욱이 건강하지 못한 한국사회가 우울증의 주요 원인임을 깨닫게 해주는 것이 우울증 치료에 분명히 도움은 되겠지만, 우울증 환자들에게 '한국사회의 개혁'이라는 처방전을 써줄 수도 없다. 따라서 우울증을 치료하는 과정에서 반드시 사회문제를 다루기는 해야 하겠지만 치료적 노력은 우선적으로 우울증에 큰 영향을 미치는 감정들의 힘을 약화시키는 데 집중되어야 할 것이다.

(2) 병행치료의 필요성

'약물만으로는 정신장애를 치료할 수 없다'는 말은 당연히 우울증에게도 해당되지만, 우울 증세가 심한 사람들에게는 초기부터 약물치료를 실시할 필요가 있다. 무엇보다 우울증은 자살로 이어질 가능성이 가장 큰 정신장애이고, 우울증이 심해지면 환자가 치료를 받으러 오기조차 어렵기 때문이다. 그러나 약물치료와 함께 심리치료를 반드시 병행해야 한다. 네메로프Nemeroff, 1998b의 연구에 의하면 우울증 환자의 약 65%만이 단일 항우울제에 50%의 증상 감소를 보일 뿐, 정상적인 감정 상태로 완전히 돌아온 예는 30%에 지나지 않는다. 이처럼 약물치료의 효과는 제한적이므로 초기부터 심리치료가 병행되어야 한다.

(3) 분노와 슬픔의 해소

일단 동기 좌절의 문제를 제외하고 감정 문제에 주목한다면, 우울증이란 본질적으로 외부세계를 개혁하는 건강한 에너지로 사용되었어야 할 분노가 외부로 향하지 못해서 발생하는 정신장애라고 말할 수 있다. 따라서 우울증을 치료하려면 우울증 환자들의 마음속에 누적되어 있는 분노를 부분적으로라도 반드시 해소시켜줄 필요가 있다. 물론 우울증 환자들 중에는 자기의 마음속에 엄청난 양의 분노가 쌓여 있다는 사실을 알지 못하거나 믿지 못하는 사람들도 있다. 그러나 치료자가 능숙한 솜씨로 활화산처럼 끓고 있는 분노가 분출될 통로를 열어줄 수만 있다면, 어느 시점부턴가 환자는 그동안 마음속 깊은 곳에 저장해두고 있던 엄청난 양의 분노를 토해내기 시작할 것이다. 슬픔 역시 마찬가지다. 치료자는 억압된 슬픔이나 상실된 꿈 등에 대해 환자가 충분히 슬퍼할 수 있게 해줌으로써 마음속에 겹쌓여 있던 슬픔을 토해낼 수 있게 도와주어야 한다. 그럴 경우 누적된 슬픔은 정화될 것이고 상실된 꿈은 좀 더 현실적인 새로운 꿈으로 대치될 것이다.

우울증 환자들의 분노와 슬픔은 어린 시절의 부모관계에서부터 비롯된 분노와 슬픔을 포함하고 있는 경우가 흔하다. 따라서 이런 묵은 감정들의 해소를 위해 아동기 외상이나 방임의 영향 등을 조사하는 것이 필요할 수도 있다.

(4) 무력감과 무가치감의 제거

이치상으로 따지자면, 설사 분노와 슬픔이 한동안 누적되더라도 무력감과 무가치감만 없다면 우울증을 앓지 않을 것이다. 왜냐하면 지렁이도 밟으면 꿈틀댄다는 말처럼 사람이 참는 데에도 한계는 있기 마련이므로 무력감과 무가치감이 심하지만 않다면, 언젠가는 분노와 슬픔을 표출하거나 폭발시키게 될 것이기 때문이다. 그러나 무력감과 무가치감이 심하면, 분노와 슬픔을 표출하려는 시도조차 아예 포기해버릴 것이므로 얘기가 완전히 달라진다.

홀리와 티즈데일Hooley & Teasdale, 1989은 우울증의 재발을 예측하는 가장 좋은 단 하나의 인자는 환자가 자기의 배우자를 매우 비판적이라고 느끼는 것이라고 강조했는데, 이는 무력감과 무가치감이 우울증에 얼마나 큰 영향을 미치는지를 잘 보여준다. 물론 우울증 환자의 배우자가 객관적으로 아주 비판적인 사람일 수도 있고 우울증 환자가 주관적으로 자기의 배우자를 매우 비판적인 사람으로 왜곡하는 경우도 있을 것이다. 그러나 그것이 어느 쪽이든 간에 배우자가 자기를 향한 비난, 비판, 잔소리 등을 멈추지 않을 것이라고 우울증 환자가 믿는다면, 그것은 분노와 슬픔만이 아니라 필히 무력감과 무가치감까지 심화시키기 마련이다. 일부 사람들은 이혼하게 될까봐 두려워서 혹은 다투기가 싫거나 피곤해서 배우자의 비판을 묵묵히 감내하기도 하는데, 그런 태도는 무력감을 한층 심화시킨다. 또한 '또 실수했냐?', '그것도 못하냐?'와 같은 배우자의 비판이나 잔소리는 자기를 깎아내리는 것에 다름이 없으므로 무가치감 역시 심해진다. 배우자를 매우 비판적인 사람으로 인식하는 것은 이렇게 무력감과 무가치감의 악화와 밀접한 관련이 있기 때문에 우울증에 치명적인 것이다.

무력감과 무가치감을 치료하기 위해서는 그것을 유발시켜왔던 사건들, 특히 자존감을 손상시킨 사건들을 조사해야 한다. 나아가 환자의 분노의 대상, 지배적인 신념과 가치관, 중요한 대인관계, 죄의식의 존재 유무 등도 다룰 필요가 있을 것이다.

치료적 도움을 통해 우울증 환자들이 사회관계 속에 성공적으로 자리를 잡게 해주는 것이 무력감과 무가치감의 치료에서 결정적으로 중요하다. 무력감과 무가치감은 기본적으로 사회관계에서 단절되거나 실패할 때 가장 극심해지는 감정이기 때문이다. 그렇기 때문에 건강한 인간관계에 기초하고 있는 사회개혁을 추구하는 사회조직 혹은 사회봉사단체 등에 소속되어 활동하면 무력감이나 무가치감이 빨리 줄어들기도 한다.

우울증, 특히 무력감과 무가치감은 가족치료를 병행할 때 더 효과적으로 치료할 수 있다. 무력감과 무가치감이 주로 대인관계에 의해서 좌우된다는 사실을 통해 짐작할 수 있겠지만 가족관계는 우울증의 재발률, 경과, 자살행동 등 모든 것에 의미 있는 영향을 미친다.

마지막으로 한 가지 강조하고 싶은 것은 우울증 환자만이 아니라 가벼운 우울증을 앓는 이들에게도 많은 관심을 기울일 필요가 있다는 것이다. 가벼운 우울증을 앓는 이들이 우울증 환자보다도 일을 하지 못하는 날이 더 많으며, 이들에게는 투약이 별로 효과가 없다는 연구결과들에 기초해 존슨Johnson, 1992과 동료들은 '정식으로 진단을 받은 우울증 환자보다도 가벼운 우울증상을 가진 사람들에게 더 많은 관심을 가져야 한다'고 주장하기도 했다. 아무튼 가벼운 우울증을 앓고 있는 이들에게는 약물이 거의 소용없으므로 아마도 심리치료가 유일한 대안이 될 수 있을 것이다.

2) 우울증의 한의학적 치료

한의학에서는 치료를 크게 2가지로 분류하는데, 표치標治와 본치本治가 바로 그것이다. 이것은 증상을 표標와 본本으로 나누어 치료하는 것을 의미하는데, 표치는 말 그대로 겉으로 드러나는 증상을 치료하는 것이고 본치는 근본원인을 치료하는 것이다. 한의학에서는 증상의 경중輕重에 따라 표치 혹은 본치를 우선시하는 치료를 실시하기도 하고 이 두 가지를 동시에 다 하는 표본標本 겸치兼治의 치료를 하기도 한다. 그러나 어떤 경우이든 궁극적으로는 우울증의 근본원인을 제거하는 본치를 지향해야 할 것이다.

우울증에 주로 사용되는 SSRI계통의 양약은 일정 부분 효과를 보이므로, 끊기보다는 한의학 치료와 병행할 필요가 있다. 단 환자 개개인에 맞는 근본 치료가 아닌 표치에 해당되므로, 개별 환자의 상황에 맞는 본치를 함께 시행하는 것이 필요하다. 예를 들면, 어떤 환자는 불면이 심하고, 어떤 환자는 식욕이 없는데, 이를 모두 SSRI계 양약으로 치료하는 것은 어려운 일이며, 환자마다 다른 치료법이 시행되어야 한다. 즉, 각 환자마다 우울증의 상황과 증상이 다르게 나타나므로, 각각의 상황에 맞는 치료가 중요한 것이다.

한의학 치료에 있어서는 기체氣滯 상태를 풀어주는 것을 기본으로 하면서 노怒로 인한 간肝의 상태를 파악하여 치료해야 한다. 또한 우울증이 동반하는 주요 감정들인 비悲, 우憂, 사思와 관련이 있는 장부들인 폐肺, 비脾, 위胃, 심心 등의 장부 상태를 면밀히 살펴 신체적 증상 및 장부의 상황에 맞는 적절한 치료를 시행해야 한다.

다른 모든 한의학 치료와 마찬가지로 우울증 치료에서도 환자마다 분노의 크기와 원인, 그로 인한 신체 상태, 병리적 상황이 각각 다르므로 각각의 환자에게 적합한 치료를 해야 한다. 즉 앞에서 기술한 바와 같이 우울증이 크게 2가지 유형으로 구분되고 각각의 유형에서도 환자의 상황이나 선천적으로 타고 난 신체상태 등에 따라 다양한 증상이 나타나므로 그것을 고려해야 한다는 것이다.

Summary

심리학

핵심 감정/기타 감정	분노, 슬픔, 무력감, 무가치감 / 무쾌감, 자기혐오감, 우울감 등
심리치료의 기본	4대 감정의 제거 / 통제감, 자존감 등의 회복

한의학

주요 감정	比悲, 怒怒, 우憂, 사思
병 리	기체氣滯 및 울화鬱火 → 간울肝鬱 및 장부 손상
신체 증상	심계항진, 상열감, 불면, 건망, 소화장애 등
치 법	이기理氣 소간疏肝 위주

주의력 결핍 및 과잉행동장애

1. 주의력 결핍 및 과잉행동장애(ADHD)

1) 정의

ADHD는 '주의력 결핍(AD: Attention-Deficit)'과 '과잉행동(H: Hyperactivity)'이 주요 증상인 장애이다. 일반적으로 동등한 발달 수준에 있는 아이들에게서 관찰되는 것보다 더 빈번하고 더 심하고 더 지속적인 부주의 혹은 과잉행동(충동성)이 나타날 때 이 진단을 내리게 된다. 대체로 청소년기 이후부터 본격화되는 다른 정신장애와는 달리 ADHD는 7세 이전에 발생하며 또 그런 경우에만 ADHD로 인정받을 수 있다.

2) 유병율

ADHD의 유병률은 학령기 아동에게서 3~5% 정도(미국)이다. 청소년기와 성인기의 유병률에 관한 자료는 제한적이다. ADHD는 여성보다 남성에게서 훨씬 더 흔하며, 남녀 비는 4:1~9:1 사이로 나타난다.

3) 주요 증상

(1) 신체적(생리적) 증상

현재까지는 ADHD가 필수적으로 동반하는 특정한 신체적 손상
은 없는 것으로 알려지고 있다.

(2) 감정적 증상

① 불안정한 정서상태: 만성적으로 불쾌감이나 불안을 느끼는
등 정서적으로 불안정하다.

② 낮은 자존감과 자신감: 반복적인 수행 실패와 주변 사람들의
비판이나 저평가로 인해 자존감과 자신감이 저하되어 있다.

③ 무가치감: 내면 깊은 곳에는 자기가 부모에게, 세상에 쓸모가
없는 존재라는 무가치감이 자리하고 있다.

(3) 정신적 증상

① 주의력 결핍

- 집중력 부족: 세부적인 면에 대해 면밀한 주의를 기울이지 못
  한다.
- 산만성: 지속적으로 주의를 집중하지 못하고 사소한 자극에
  쉽게 주의를 빼앗겨서 일을 하거나 놀이를 하더라도 그것을
  끝까지 지속하지 못한다. 흔히 다른 사람의 요청이나 지시에

따라 일을 하지 못하며 학업·작업·다른 과제들을 끝마치지 못한다.

② 주의점: 만일 다른 사람의 요청이나 지시를 이해하는 데 실패해서 무엇인가를 끝맺지 못한다면 그것은 지적인 이해능력에 문제가 있는 것이므로 ADHD로 볼 수 없다. 즉 무엇인가를 끝맺지 못하는 이유가 오직 부주의 때문인 경우에만 ADHD 진단을 내릴 수 있다.

(4) 행동(사회)적 증상

① 회피반응: 주의력 집중을 요구하는 일이나 상황에 대한 회피
- ADHD 환자는 장시간 동안 숙제를 하거나 서류작업을 하는 등 지속적인 참여와 정신적 수고가 요구되거나 일의 체계성이나 집중적인 주의력이 요구되는 활동을 회피하거나 대단히 싫어한다.
- ADHD가 완치되지 않은 채 성인이 될 경우 주의집중이 필요한 직업을 피하게 된다.

② 과잉행동: 상황에 맞게 말과 행동을 통제하거나 절제하지 못함
- 어린이(가만히 있지를 못함): 무엇인가를 계속 만지작거리거나 자리에 앉아 손발 등을 꼼지락거림, 가만히 앉아 있어야 할 상황에서 가만히 앉아 있지 못함(예: 학교나 식당처럼 부적절한 상황에서 지나치게 뛰어다니거나 기어오름), 여가활동에 조용히 참여하거나 놀지 못하고 마치 무엇인가에 쫓기는 것처럼 끊임없이 활동함, 지나치게 수다스럽게 말을 쏟아냄.

- 학령기 아동: 가만히 앉아 있지 못하고 의자에서 자주 일어남, 의자에 앉아서도 꼼지락거리고 모서리에 매달림, 이것저것 물건을 만지고 손을 두드리고 지나치게 발과 다리를 흔들어 댐, 식사 중에·텔레비전 시청 중에·과제 수행 중에 자리에서 일어나 수다스럽게 말을 많이 함, 조용한 활동을 하고 있는 상황에서 지나치게 소란을 피움.
- 청소년과 성인(과잉행동 증상들이 상당히 약화된다): 안절부절못함, 조용히 앉아서 하는 활동에 참여하지 못함.

③ 충동성
- 부주의한 행동: 학업이나 다른 과업에서 부주의한 실수(예: 과업을 수행하는 데 필요한 재료를 흩뜨려 놓고, 분실하고, 부주의하게 다루고 손상시킨다)를 범함, 작업 습관이 흔히 혼란스럽고 무질서하며 부주의함, 물건을 뒤집어엎고 타인과 부딪치며 뜨거운 냄비를 가로채는 등의 사고를 일으킴, 위험한 내리막길에서 자전거를 타거나 얼음이 얼어 있는 호수 위를 걷는 등 결과를 예상하지 않는 위험한 행동을 함.
- 반응을 연기하는 것의 어려움: 질문이 채 끝나기 전에 성급하게 대답함, 적합하지 않은 시기에 대화를 시작함, 의견을 말하면서 자기 차례를 기다리지 못함, 지시를 경청하지 못함, 사회적·학업적·직업적 장면에서 어려움을 초래할 정도로 다른 사람의 활동을 방해하거나 간섭함, 만지지 말아야 할 것을 만짐.

④ 비사회성
- 타인 혹은 사회적 상황에 집중하지 못함: 타인들과 관계를 맺

는 상황에서 대화에 전념하지 않고 대화 내용이 빈번하게 바
뀜(마음이 다른 곳에 있는 것처럼 보임), 다른 사람의 말에 귀를
기울이지 못하고 경기나 활동에서 규칙이나 세부사항을 따르
지 않음(남들의 말을 경청하지 않는 것처럼 보임).

− 타인에 대한 배려심 결여: 다른 사람으로부터 물건을 가로챔,
  상대방이 싫어하는 짓궂은 장난을 멈추지 못함.

− 사회적 기술의 부족: 사회적 상황을 파악하는 능력이 부족함,
  버릇없이 익살을 떪.

− 불성실성(일상적인 활동을 자주 잊어버린다): 약속을 지키지 않
  음, 점심이나 과제물을 가져가는 것을 잊어버림.

− 대인관계의 어려움: ADHD 환자들은 타인들에게 집중하지 못
  해서 그들을 불쾌하게 만들거나 화나게 하고 일상활동을 자
  주 잊어버려서 불성실하다는 인상을 주기 때문에 사회적으로
  좋은 평가를 받지 못한다. 그 결과 이들은 점점 대인관계를 어
  려워하게 되고 따돌림을 당하거나 사회적으로 고립된다.

4) ADHD의 원인

(1) 지적 능력의 결함

일부 학자들은 ADHD의 주요 특징인 '주의력 결핍'의 기본원인
이 인지능력, 즉 지적인 능력의 결함에 있다고 주장한다. ADHD 아
동은 흔히 좌우를 혼동하고 공간적 지남력이 부족하며 과업과 활
동을 체계화하는 걸 어려워하는데, 이들은 이것을 추상적 사고능

력이 손상된 증거라고 믿는다. 그래서 ADHD를 조직화하고 합성하며 통합하는 사고기능에 이상이 있는 장애로 보아야 한다고 제안한다. 그러나 추상적 사고능력의 손상을 주의력 결핍의 원인으로 보기 어렵다는 반론도 만만치 않다. 왜냐하면 추상적 사고능력의 손상은 주의력 결핍의 원인이 아니라 결과일 수도 있기 때문이다. 예를 들면 추상적 사고과정에서는 여러 현상들 중에서 본질적인 것을 취하는 '추상'과 비본질적인 것을 버리는 '사상'이 동시적으로 진행되는데, 이를 위해서는 본질적인 것에만 집중할 수 있게 해주는 집중력이 반드시 요구된다. 수학문제를 푸는 사고과정에서 본질적인 것은 그 수학문제의 해결과 관련이 있는 생각들이고 비본질적인 것은 그와 관련이 없는 생각들이다. 따라서 만일 수학문제 해결과 관련이 있는 생각에만 집중하지 못하고 엉뚱한 생각들에 주의를 빼앗긴다면 수학문제를 제대로 풀 수가 없을 것이다. 이런 식으로 주의력 결핍이 심하면 추상적 사고 역시 그만큼 어려워지므로 추상적 사고능력의 손상 혹은 지적인 장애를 ADHD의 원인이라고 단정하기는 어렵다. ADHD 아동의 지적 발달수준이 다소 낮게 나타나고는 있지만, DSM-IV조차 'ADHD가 근본적인 인지-결손(지적인 능력의 결함) 때문인지는 아직 확실하지 않다'고 서술하고 있는 것은 이와 관련이 있다.

(2) 출생 시부터 나타나는 뇌 손상

ADHD의 생리적 원인으로 출생 시부터 나타나는 뇌 손상이 지목되고 있다. 즉 유전적 요인이나 자궁 내 약물노출 등으로 인한 저체중, 정신지체 등이 ADHD의 원인이 될 수 있다는 것이다. 또한 납 중독과 같은 신경독소에의 노출이나 뇌염과 같은 감염에 의해 뇌가 손상되는 것도 ADHD를 유발할 가능성이 있다.

(3) ADHD의 사회심리적 원인

ADHD의 사회심리적 원인으로 거론되는 것은 부모의 학대나 무관심(방치), 보육원에서의 빈번한 방치 등이다. 이미 뇌 손상을 떠안고 태어난 아이의 부적절한 행동에 대한 어른들의 짜증 섞인 반응 때문이든 그와는 무관한 어른들의 일방적 잘못 때문이든 간에 아동학대나 방치는 아이의 정서상태를 피폐하게 만들고 대인관계 능력을 저하시킴으로써 ADHD를 유발할 수 있다.

ADHD 성향의 아동을 키우는 부모는 지나치게 간섭하거나 과보호를 하게 될 가능성이 많은데, 이런 양육방식은 아이의 충동 조절 기능을 더욱 약화시킬 수 있다. 그 결과 부모는 아이를 더 자주 나무라고, 타인들도 아이에게 화를 내거나 야단을 치는 식의 관계가 형성될 수 있다. 나아가 부모는 자기의 실망감이나 불안, 자식에 대한 평가 등을 아이에게 전달함으로써 아이의 자존심에 손상을 줄 수 있다. ADHD 아동들이 흔히 낮은 자존감이나 무가치감을 갖고 있는 것은 이와 관련이 있을 것이다.

2. ADHD에 대한 통합적 접근

1) ADHD를 지배하는 주요 감정들

상당수의 학자들은 ADHD의 주요한 원인으로 지적 능력의 결함 그리고 그것의 생리적 기초인 뇌 손상을 강조하고 있다. 그러나 ADHD라는 장애를 이해하고 치료하는 데서 감정적 문제를 반드시 고려해야 한다는 주장이 끊임없이 제기되어왔다.

(1) 불안정한 정서상태
① 불안정한 정서상태와 주의력 결핍 증상

감정 영역에서의 장애가 ADHD의 기본원인이라고 단정할 수는 없지만 그것이 ADHD의 증상들에 결정적인 영향을 미치고 있다는 점만큼은 부인하기 어렵다. 무엇보다 주의력 결핍 증상은 불안정한 정서상태와 불가분의 관계에 있다. 주의집중은 정서가 안정될수록 용이한 반면 정서가 불안정해질수록 어려워지기 마련이다. 이것은 사격경기에서 총을 든 채 과녁을 조준하고 있는 사격선수만 떠올려보더라도 쉽게 이해할 수 있을 것이다. 그가 온전히 주의를 집중하려면 무엇보다 정서적 안정, 통속적으로 표현하자면 마음이 차분하게 가라앉아 있어야 한다. 그렇지 않고 정서불안으로 예민해져 있다면 그는 사소한 자극에도 주의를 빼앗길 수 있으므로 과녁에 주의를 집중하기가 어려울 것이다. 이런 맥락에서 ADHD 아동들이 좀처럼 주의를 집중하지 못하는 것은 무엇보다 그들의 정서상태가 매우 불안정한 데 그 원인이 있을 거라고 추측해볼 수 있다.

② 불안정한 정서상태와 과잉행동(충동성)

과잉행동 및 충동성 역시 감정적 문제와 밀접히 연관되어 있다. 쉴 새 없이 눈동자를 굴리는 것, 손가락을 꼼지락거리거나 무엇인가를 계속 만지작대는 것, 다리를 떠는 것 등은 내면의 불안정한 정서상태를 반영하고 있는 대표적인 행동들이다. 이것은 정서가 불안정할수록 정상인에게서는 찾아보기 힘든 과잉행동이 나타날 가능성이 그만큼 높아진다는 것을 보여준다. 이런 맥락에서 ADHD 아동들이 한시도 가만히 있지 못하며 부산하게 말하고 행동하는 기본원인 역시 불편한 감정에 있다고 가정하는 것은 합리적이다. 상당수 학자들이 빈번한 분노발작과 공격성, 좌절에 대한 낮은 내성 등을 근거로 들며 ADHD 환자에게는 충동과 정동(감정의 움직임)을 조절하는 능력이 크게 부족하다고 지적하고 있는 것 그리고 ADHD 환자가 기분장애나 불안장애를 동시에 갖고 있는 경우가 많은 것도 이와 관련이 있을 것이다.

(2) 낮은 자신감과 자존감

ADHD 아동에게서 전형적으로 나타나는 감정은 낮은 자신감과 자존감이다. 이들은 어린 시절부터 스스로를 통제하는 데 어려움을 겪어왔을 뿐만 아니라 부모를 포함하는 어른들로부터는 부정적인 평가를, 또래들로부터는 따돌림을 당해왔기 때문에 자신감이나 자기확신이 전반적으로 결여되어 있고 자존감이 낮다. 이와 관련해 일부 학자들은 ADHD의 과잉행동을 일종의 방어기제로 이해하기도 한다. 이들에 의하면 ADHD 환자들은 대인관계 상황에서 타인들의 여러 가지 요구를 인식하는 데 실패하는 것에 대한 불안을 방어하기 위해 상투적인 대인관계 방식들을 발달시키게 된다. 즉 그들은 자신이 부적절하며 부적합하다는 뿌리 깊은 감정, 자신이 근본적으로 무언가 부족하다는 감정 등을 보상하거나 방어하기 위해 남에게 의존하기보다는 말과 행동을 과장하기 시작하다가 그것이 짐차 습성화된다는 것이다.

(3) 세상에 대한 두려움

흔히 실패를 합리화하는 데서 알 수 있듯이, ADHD 환자들은 자신감이 없고 감정적으로 취약—불안정한 기분과 만성적인 불쾌감 등—해서 세상을 방어적으로 대하며, 시련이나 위기에 부딪히면 쉽게 사기가 저하되고 좌절하거나 분노한다. 또한 이들은 부모와 어른들이 자기를 부당하게 대우해왔으며 세상이 자기를 싫어할 것이라고 믿고 있어서 세상에 대해 분노와 공격성을 강하게 드러낸다. 상처를 입어 세상을 두려워할 수밖에 없게 된 짐승이 더 심하게 으르렁대듯이 세상을 두려워하는 ADHD 아동들 역시 세상을 향해 으르렁대는 것이다. 이들이 대인관계에서 빈번하게 화를 내고 반항적으로 되는 것, 전형적으로 가족이나 학교의 권위와 갈등을 겪는 것, 반항성 장애 혹은 품행장애를 동시에 갖고 있는 경우가 많은 것은 이 때문이다.

2) 칠정상(七情傷)과 ADHD – 공(恐), 노(怒), 비(悲)

ADHD는 크게 AD와 HD로 나뉘는데, 한의학에서는 AD(주의력 결핍 장애)를 음허陰虛, 즉 음기陰氣 부족으로, HD(과잉행동장애)를 양항陽亢, 즉 양기陽氣 항성으로 보고 있다. 한의학적으로 소아는 '양상유여陽常有餘 음부족陰不足', 즉 양기는 넘치거나 성한 반면 음기는 부족하거나 허한 상태에 있다. 이런 조건에서 여러 가지 선천적, 후천적 원인 및 과도한 감정 등에 의해 양기가 과도하게 항성되거나 음기가 과도하게 부족해지면 ADHD 증상이 유발될 수 있다. 이런 한의학적 이론은 ADHD가 주로 소아에서 발병하게 되는 현상과도 일맥상통한다.

감정적인 측면에서 살펴보면, ADHD는 음허陰虛가 심해져서 생기는 공恐과 간肝의 양기陽氣가 항성해서 발생하는 노怒와 가장 밀접하게 관련되어 있다.

먼저 AD의 경우에는 음陰의 부족과 관련이 있는데, 인체 내에서 음은 신체의 근간을 이루고 양기를 뭉치고 다져주는 역할을 한다. 이러한 음이 부족해지면 기와 양이 부월浮越하게 되어 정신이 산만해지고 주의를 집중하지 못하게 된다. 또한 신장腎臟은 몸에서 음기를 담당하고 정精을 관장하는 장부이므로 음陰이 허虛해지면 곧 신장이 허해져 신장이 주관하는 감정인 공恐이 유발되기 쉬운 상태가 된다. 이러한 순환과정 속에서 주의력 결핍 증상이 지속되고 신체적으로는 음허陰虛, 즉 신허腎虛 상태가 되어 세상을 더 두려워하게 되어 AD 증상이 악화된다.

다음으로 HD의 경우에는 양陽의 항성과 관련이 있다. 다양한 원인들에 의해 공恐의 감정이 과도해지면 신腎이 손상되는데, 음을 주관하는 신이 손상되면 음허를 기반으로 하는 음허양항陰虛陽亢 증상이 가속화된다. 이럴 경우 쉽게 피로하고 기초체력이 떨어지며 얼굴이 붉어지는 상열감 등 여러 가지 신체적 증상이 나타나게 된다. 또한 다양한 원인들에 의해 노怒의 감정이 과도해지면 간肝이 손상되어 간양상항 증상이 가속화되어 분노감정이 더욱 커지게 되는데, 이런 상태가 진진되거나 오래 지속되면 분노, 반항, 공격성이 한층 심해진다.

ADHD가 장기간 지속되면 소아들의 마음속에서는 무가치감(낮은 자존감), 무력감, 유기감, 즉 한의학적으로 비悲와 관련이 있는 감정들이 유발되는데, 이럴 경우에는 증상이 더욱 만성화되어 치료하기 어려운 상태로까지 악화될 수 있다.

한의학적으로 여자는 음의 성질이어서 기가 울체되기 쉬운 반면 남자는 양의 성질이어서 기가 흩어지기 쉽다. 단순하게 말하면, ADHD란 음이 부족하여 양과 기를 잡아주지 못하는 반면 양이 항성하여 기가 흩어져 다시 모아지지 못하고 있는 장애이다. 기가 흩어지기 쉬운 남자에게서 ADHD의 발병빈도나 유병률이 유독 높게 나타나는 것은 이와 관련이 있다.

3) 한의학적 주요 증상

ADHD는 양기陽氣가 성盛하고 음기陰氣가 허虛한 것이 기본병리이므로 이와 관련된 신체적, 정신적 증상이 나타난다. 먼저 AD와 관련이 있는 음허陰虛 증상으로는 하체의 근력이 약해지거나 피로감을 잘 느끼는 등 기초체력이 떨어지고 비뇨생식기계 증상과 같은 신체 증상 그리고 잘 놀라고 두려워하는 심리적 증상이 있다. HD와 관련이 있는 양기상항 증상으로는 근육경련, 상열감, 식욕항진 등의 신체적 증상과 분노나 공격성 증가와 같은 심리적 증상이 있다. 이런 ADHD의 증상들은 인체의 기본 생리축인 음양의 조화가 깨진 결과로 나타나는 증상들이며 주요한 감정들과 관련되어 있는 장부인 신腎, 간肝 등의 손상과도 밀접한 관련이 있다.

일반적으로 음허陰虛, 양항陽亢 증상은 개별적으로 나타나는 것이 아니라 서로 영향을 주고받으면서 동시에 존재하며 관련 장부와도 영향을 주고받기 때문에 복합적인 증상이 나타나게 된다. 예를 들면 HD는 기본적으로 양기 항성亢盛의 결과이지만, 양기 항성이 주관 장부인 간에 영향을 미치는 데 그치지 않고 공恐과 함께 공을 주관하는 장부인 신腎까지 손상시키면 음허로 인해 양항 증상이 한층 가속화될 수 있다. 또한 분노감정의 과다로 간이 손상되면 간양상항 증상이 심화되므로 간과 관련된 증상과 더불어 분노감정이 더욱 심해지는 등 복합적인 증상이 나타나게 된다.

3. ADHD의 치료

1) ADHD의 치료

지금까지의 논의를 통해 우리는 ADHD의 주의력 결핍 증상 그리고 과잉행동(충동성) 증상을 치료하기 위해서는 감정적 문제를 필수적으로 다루어야 하고 또 반드시 해결해야만 한다는 점을 확인할 수 있었다. 물론 ADHD를 치료하려면 약물치료를 포함해 주의력이나 추상적 사고능력을 향상시키기 위한 독서나 글쓰기 훈련 등도 필요하다. 그러나 이런 훈련들은 ADHD 환자의 감정적 문제가 해결되지 않는다면 효과를 발휘하기가 어려우므로 반드시 감정 문제를 치료하는 작업과 병행되어야 할 것이다.

ADHD를 치료하려면 또한 추락해 있는 자신감과 자존심을 끌어올리는 데 기초해 과거와는 다른 유연하고 건전한 대인관계를 맺을 수 있도록 도와주어야 한다. 치료자는 ADHD 환자들이 칭찬과 존중을 갈망하고 있음을 이해하고 치료과정에서 그러한 칭찬과 존중을 제공해주어야 한다. 또한 그들이 갖고 있는 감정적, 지적 장애가 자존의 욕구―사회적으로 가치 있는 사람이 되고 싶은 욕구―를 좌절시키고 있다는 사실을 이해시킴으로써 치유동기를 강화해나가야 한다.

치료자나 부모 등의 높은 기대는 악순환을 가중시킬 뿐이므로 ADHD 환자와 관계를 맺고 있는 사람들은 지나친 기대를 갖지 않도록 조심하면서 과거와는 다른 방식으로 그들을 대할 필요가 있다. ADHD 환자들에게 특유한 불안정한 정서는 낮은 자신감, 자존감과 불가분의 관계에 있다. 따라서 자신감과 자존감이 회복되면 이들은 그만큼 정서적으로 안정될 것이므로 주의력은 향상되는 반면 과잉행동은 줄어들 것이다. 이런 점에서 자신감 회복을 통한 자기확신, 자존감 회복을 통한 세상과의 새로운 관계 맺기와 화해는 ADHD 치료에서 관건적 고리라고 말할 수 있다.

어떤 이들은 ADHD 환자들에게는 스스로를 통제할 최소한의 능력조차 없다고 믿는데, 그것은 잘못된 생각이다. 이들은 매우 엄격한 통제 상태에 있을 때, 신기한 장면에 직면해 있을 때, 특별히 흥미로운 활동에 참가하고 있을 때, 상담실에 있는 경우와 같은 일대일 상황에 있을 때, 적절한 행동에 대해 빈번한 보상을 경험하는 상황에서는 장애의 증상들을 최소한으로 드러내거나 거의 드러내지 않는다. 이것은 ADHD 환자들에게 상당한 정도의 자기통제력이 있거나 적어도 잠재력이 있다는 것을 강하게 시사해준다. 따라서 ADHD의 치료에 대한 근거 없는 낙관론도 경계해야 하지만 지나친 비관론 역시 배격해야 할 것이다.

2) ADHD의 한의학적 치료

ADHD는 소아의 기본특성 중 하나인 '양상유여陽常有餘 음부족陰不足' 상황 하에서 인체의 기본 축인 음양의 조화가 깨져 음허陰虛와 양항陽亢이 과도해지고, 그것이 관련 장부들에 영향을 미쳐 감정 이상, 신체적 증상, 정신적 증상이 병행되면서 서로 영향을 주고받는 등 복잡한 기전을 가지고 있는 장애이다. 따라서 ADHD의 치료는 그 원인과 병리적 상황을 잘 살피면서 접근해야 효과를 볼 수 있고, 치료 중에도 그때마다의 상황에 맞는 치료방법을 능숙하게 적용해야 한다.

치료의 기본방향은 부족해진 음허陰虛 및 정허精虛 상태에 대하여 보음補陰과 보정補精하는 것을 기본으로 하고, 양기 항성을 잡아주기 위한 보양補陽 및 진중鎭重[19]을 병행해야 한다. 이와 더불어 각 장

부들의 손상을 치료해야 하는데, 신허腎虛 증상이 두드러지는지, 간
양肝陽이 항성되어 있는지를 판단하여 보신補腎 혹은 평간잠양平肝潛
陽[20]의 치료법을 선택해야 한다.

다른 정신장애와 마찬가지로 ADHD 환자들에 대해서도 일률적
인 치료를 하는 것은 바람직하지 않으며, 그 세부적인 원인과 증상
을 자세히 파악하여 각각의 환자에 맞는 치료를 시행하는 것이 중
요하다.

---

19 간양이 상항된 것을 치료하는 방법으로, 간장의 기운을 평안하게 해주며 항성된 양기를 억제시켜 잠재
    우는 것을 의미한다.
20 항성된 양기를 진정시키고 안정시키는 한의학적 치료 방법.

Summary

심리학

핵심 감정/기타 감정	불안정한 정서, 무가치감, 자기회의감 / 대인공포, 분노 등
심리치료의 기본	정서적 안정, 자존감과 자신감 회복

한의학

주요 감정	공恐, 노怒, 비悲
병 리	음허陰虛 및 양항陽亢 → 신허腎虛 및 간화肝火
신체 증상	피로감, 기초체력저하, 식욕항진, 근육경련 등
치 법	보신보음補腎補陰, 평간잠양平肝潛陽 위주

치매

1. 치매

1) 정의

기억이나 인지의 결함 등 사고장애를 주요 증상으로 갖고 있는 장애이다. 정신분열증에서도 사고장애가 나타나기는 하지만 그 정도가 치매에서보다 가볍다. 일반적으로 기억장애와 더불어 실어증, 실인증, 실행증, 실행기능의 손상 가운데 최소한 1개 이상을 포함하는 복합적인 인지결손이 있을 때 치매로 진단한다. 치매환자의 약 3분의 2는 알츠하이머형 치매를 앓고 있다.

2) 유병률

치매의 유병률은 표집된 피검사자들의 연령, 치매의 존재와 강도, 유형에 대한 평가방법, 조사 실시 지역이나 국가에 따라 다양하다. 지역사회 연구(미국)에 의하면 성인에서 중간 정도 사고장애의 발생률이 3.0%이다. 65세 이상의 인구에서는 2~4%가 알츠하이머형 치매를 앓고 있으며, 다른 유형의 치매는 훨씬 드물다. 발병연령은 원인에 따라 차이가 있지만 대개는 인생의 후반기이고 85세 이상에서의 유병률은 20%로 가장 높다.

3) 주요 증상

(1) 신체적(생리적) 증상
사고능력을 생리적으로 뒷받침해주는 뇌 영역에 손상이 있다.

(2) 감정적 증상
① 무가치감과 허무감

병을 앓기 전에는 별 문제없이 수행할 수 있었던 단순작업을 요구하면, 상당수 치매 환자들은 화를 내고 초조해하거나 극도로 불안해한다. 그것은 이들이 작업완수 실패를 사회적 생명에 대한 위협, 즉 자기들이 무가치하다는 증거로 간주하기 때문이다. 또한 입밖으로 그런 말을 꺼내지는 않더라도 상당수 치매 환자들은 자기의 인생이 세상에 도움이 되지 않는, 가치 없는 인생이었다고 판단하고 있어서 허무감에 시달린다.

② 무력감

노년기 들어 그동안의 인생을 후회하는 사람들은 시간 혹은 인생을 되돌릴 수 없다는 사실로부터 무력감에 휩싸이기 쉽다. 치매 환자들은 흔히 강박적이라고 할 정도로 지나치게 정리정돈에 집착하는데, 그것은 모든 물건을 제자리에 놓음으로써 주변을 통제할 수 있다는 착각을 불러일으켜 무력감을 방어하기 위해서다.

치매 증상은 필연적으로 무가치감과 무력감 등을 유발하게 되는데, 환자들은 이에 대한 반응으로 자기의 삶을 제한한다. 즉 자기의 결함을 알게 되는 것을 피함으로써 파국적 불안에 대해 방어를 하는 것이다.

③ 두려움

치매 환자들이 세상에 대한 두려움을 갖고 있다는 것은 이들이 대부분 발병 전부터 사회적으로 위축되어 있었으며, 발병 후에는 피해망상이 흔하게 나타난다는 사실 등을 통해서 확인할 수 있다. 또한 치매 환자들이 만성적으로 불안해하는 것 그리고 치매가 기분장애나 수면장애를 빈번히 동반한다는 사실 역시 두려움과 관련이 있을 것이다.

④ 분노

치매 환자들은 억제되지 않은 격정을 자주 터뜨리며, 타인에 대한 공격적 행동 그리고 자살행동을 하기도 한다.

(3) 정신적 증상

① 기억장애: 치매의 진단에 있어서 필수적이며 치매의 뚜렷한 초기 증상이다.

 - 새로운 정보를 학습하는 데 어려움이 있거나 과거에 학습한 내용을 망각하게 된다. 대부분은 이 두 가지 형태의 기억장애를 모두 갖고 있다(예: 지갑이나 열쇠 같은 중요한 물건을 잃어버림, 가스 불 위에서 음식을 요리하는 중이었다는 사실을 잊어버림, 낯

선 동네에서 길을 잊어버림).

- 기억상실의 특징: 최근 기억이 원격기억remote memory에 비해 먼저 손상되는 경향이 있다. 대부분의 치매 환자들은 과거는 명확히 기억할 수 있는 반면 가까운 시기의 일은 기억을 잘 하지 못하기 때문에 더욱 괴로워한다. 병이 심해져 원격기억까지 사라지기 시작하면 정체성까지 사라질 수 있다. 이럴 경우 치매 환자는 사랑하는 사람들과 가족을 알아볼 수 없게 되고 인생에 있어서 중요한 일들을 더 이상 기억하지 못하게 될 뿐만 아니라 자기의 직업, 학교, 생일 심지어는 자기 이름까지도 망각하게 된다.

② 실어증(언어기능의 장애)

- 사람과 사물의 이름을 말하는 데 어려움이 있으며, 말과 글로 쓰인 문장을 이해하는 능력 그리고 타인의 말을 따라 반복하는 능력이 손상된다(예: 말이 모호하고 공허함, 장황하고 빙빙 돌려 말하는 어투, "그런 일"이나 "그것" 등의 대명사를 지나치게 남용함).

- 치매가 심해지면 침묵, 반향 언어증(들은 대로 반복하기), 동어 반복증(소리나 단어를 계속해서 반복하기)이 특징적인 언어장애로 나타난다.

③ 인식능력 손상

- 실인증(감각기능이 정상인데도 사물을 인식하거나 구별하지 못하는 증상): 시력이 정상임에도 의자나 연필 등의 사물을 구별하지 못하며, 촉각기능이 정상임에도 손 위에 놓여 있는 동전이나 열쇠 등의 사물을 감촉만으로는 구별하지 못한다. 심한 경우

에는 가족이나 거울에 비치는 자기 모습도 인식하지 못한다.

– 공간 지각능력 손상: 공간적 지남력이 손상되어 공간 과제에서 어려움을 겪는다.

– 현실검증력 손상: 자기의 능력을 현실적으로 평가하지 못해 새로운 사업을 시작하는 등 자신의 장애와 예후에 걸맞지 않는 계획을 세운다. 또한 운전이나 과격한 스포츠와 같은, 어떤 활동에 수반되는 위험을 과소평가한다.

– 환각: 모든 감각영역에서 환각이 나타날 수 있는데, 돌아가신 부모님을 보는 것과 같은 환시가 가장 흔하다.

④ 이성적 사고[21]능력 손상

– 논리적, 추상적 사고능력이 손상된다. 추상적인 사고를 할 수 없는 치매 환자들은 구체적인 사고만 한다.

⑤ 피해망상

– 망상, 특히 물건을 도둑맞았다는 등의 피해망상이 흔하고 그에 따라 망상적 비난도 심하다.

⑥ 병식의 결여와 부정(방어기제)

– 병식의 결여가 흔해서 기억장애나 인식장애가 있음을 잘 알지 못한다.

– 부정: 치매 증상이 있음에도 아무런 불편이 없다고 부정하는

---

21 이성적 인식(사고)이란 사물현상의 일반적이고 본질적인 속성들에 대한 추상적, 논리적 인식(사고)을 의미한다. 사람은 이성적 사고, 즉 논리적·추상적 사고능력을 통해 객관세계를 개념, 판단, 추리 등의 형태로 반영하게 된다. 이성적 인식(사고)에 대한 자세한 논의는 『새로 쓴 심리학』(세창출판사, 2009)의 '사고와 언어' 편을 참고하라.

경우가 많다. 오디Oddy, 1985와 동료들의 연구에 의하면 뇌 손
상이 생긴 지 7년이 된 환자들 중 40%는 어떠한 능력의 결함
도 인정하지 않았다.

⑦ 정체성과 인격의 변화

- 사고장애는 내적, 외적 자극의 의미를 해석하고 이를 적절한
감정과 연결시켜주는 능력 등에 명백한 손상을 줌으로써 정
체성 나아가 인격의 변화를 유발할 수 있다.

- 사고기능이 와해되었음에도 불구하고 자기인식은 손상 받지
않은 채로 남아 있는 경우도 있다.

(4) 행동(사회)적 증상

① 실행증

- 뜻: 운동기능, 감각기능, 지시를 이해하는 기능 등이 정상인데
도 어떤 행동을 실행하는 능력이 손상된 것을 말한다(예: 잘 가
라는 손동작 같은 특정한 행동을 하는 능력의 손상. 요리하고, 옷을
입고, 그림을 그리는 등의 행동을 하지 못함).

② 실행기능의 장애

- 생리적으로는 전두엽이나 전두엽과 관계되는 피질하 경로의
손상과 관련이 있으며 심리적으로는 이성적 사고능력의 손상
과 관련이 있다. 실행기능은 추상적으로 사고하는 능력과 복
잡한 행동을 계획하고 시작하고 유지하며, 상황을 조정하고
중단하는 능력 등을 필수적으로 포함한다.

- 이성적 사고능력이 손상된 치매 환자는 새로운 업무에 대처

하기가 곤란하고, 새롭고 복잡한 정보를 처리해야 하는 상황을 회피한다.

③ 공격적 행동

- 타인에 대한 공격: 폭력적인 행동 혹은 다른 사람들에게 해를 주는 행동을 하기도 한다.
- 자기에 대한 공격: 자살행동이 나타나기도 하는데, 특히 계획적으로 어떤 행동을 할 수 있는 치매의 초기단계에서 두드러진다.

④ 어린아이 같은 행동

- 어린 시절의 욕구가 우세해지거나 유일해져서 어린아이 같은 행동을 하게 된다. 치매 환자에게는 오직 어린 시절의 원초적인 욕구와 이루지 못한 애절한 소망만 남아 있는 것처럼 보이기도 한다.

⑤ 충동성

- 치매 환자들은 일반적으로 성미가 급하고 행동을 자제하지 못한다.
- 충동성의 원인으로는 불안정한 정서상태, 비대해진 유아적 욕구, 이성적 사고능력의 손상 등을 꼽을 수 있다.

4) 치매의 원인

(1) 생물학적 원인

- 치매, 특히 알츠하이머형 치매에는 유전적 소인이 있다. 혈관

질환을 비롯한 복합적인 의학적 원인들, 후천적인 뇌 손상 등
도 치매를 유발할 수 있다.

– 자기공명영상MRI으로 치매 환자의 뇌를 관찰해보면 대뇌 위
축, 국소적 뇌 병소(피질 뇌졸중, 종양, 경막하혈종), 뇌실 주위의
허혈성 대뇌 손상 등이 발견된다. 일단 이런 뇌 손상이 발생
하면 증상이 한층 빠르게 악화될 뿐만 아니라 병의 진행을 되
돌리기가 매우 어려워진다. 그러나 치매의 유병률이 문화에
따라 다양하게 나타나는 데서 알 수 있듯이, 뇌 손상을 치매의
유일한 혹은 주요한 병인으로 단정할 근거는 없다.

(2) 치매를 유발하거나 촉진시키는 요인들

① 손상 이전의 인격특징

– 타인이란 항상 지나치게 간섭하려는 사람일 뿐이라고 생각하
는 사람들이 치매에 취약하다.

– 세상을 두려워하는 정도가 클수록, 정서상태가 불안정할수록
치매에 취약하다. 예를 들면 어린 시절의 분리불안이 치유되
지 않아 성인이 되어서도 이별이나 이사, 역할변화가 올 때마
다 공황에 가까운 불안을 경험했던 이는 정서상태가 좋은 사
람보다 치매에 걸릴 확률이 높다.

② 노년기의 인생평가

– 노년기의 인생평가에서 자기의 인생을 긍정적으로 평가하지
못하면 후회스러운 인생을 되돌릴 수 없다는 데 대해 절망하
게 되거나 자기의 인생이 허무하다고 느끼게 되는데, 이럴 경

우 치매에 취약해진다.

– 치매 환자들이 옛 기억이 아니라 최근의 기억부터 망각해가는 것, 어린아이처럼 생각하고 행동하게 되는 까닭은 인생의 시계를 과거로 되돌리기를 바라는 동기 혹은 세상의 때가 묻지 않았던 어린 시절로 퇴행하기를 바라는 무의식적 동기와 관련이 있을 수 있다.

③ 사회적 위축과 고립

– 나이가 들어갈수록 세상에 쓸모가 있는 사람이 되는 게 아니라 세상에 필요가 없는 잉여인간으로 전락하고 있다는 느낌으로 인해 사회적으로 위축되거나 이런저런 이유들로 인해 사회적으로 고립되면 사회적 경험의 결핍을 피할 수가 없다. 사람의 노화 관련 기억손상은 주로 사회적, 지적 자극의 경험 결핍에 따른 것이므로 이러한 사회적 위축이나 고립은 기억장애 나아가 치매를 유발할 가능성이 높다.

– 최근의 연구들도 친구가 많거나 사회활동을 활발하게 하는 노인들은 그렇지 않은 노인들에 비해 치매에 걸릴 확률이 매우 낮다는 것을 보여주고 있다.

④ 스트레스

– 질병이나 수술과 같은 신체적 스트레스 그리고 사업 실패나 사별과 같은 심리사회적 스트레스도 치매를 유발하거나 증상을 악화시킬 수 있다.

2. 치매에 대한 통합적 접근

1) 치매를 지배하는 주요 감정들

치매에 특징적인 감정들이 병의 원인이었는지, 치매를 앓게 됨으로써 부쩍 심해진 것인지, 그렇지 않으면 둘 다인지를 정확히 알수는 없다. 그러나 분명한 것은 장기적인 약물남용이나 사고 등으로 뇌가 손상된 특수한 경우를 제외하고는 일반적으로 사고장애가 치유되지 않은 감정장애의 결과라는 사실이다. 따라서 치매를 지배하는 감정 혹은 감정이 치매에 미치는 영향력을 이해하는 것은 이 장애의 본질을 이해하고 치유하는 데 큰 도움을 줄 수 있다.

심리사회적인 요인들에 의한 치매의 발병은 일반적으로 다음과 같은 경로를 밟을 것으로 추정된다.

이 도식을 보면 알 수 있겠지만, 노년기 들어 자기의 인생을 긍정적으로 평가하지 못하는 것, 은퇴 후 할 일이 없어져 무가치한 존재라는 느낌을 받게 되는 것 등이 치매로 향하는 출발점이 될 수 있다. 감정을 중심으로 논하자면, 노년기에 주로 긍정적이고 행복한 감정이 아니라 부정적이고 불행한 감정의 지배를 받으면 사회적으로 위축되거나 고립되어 기억장애가 시작—무의식적 정신역동을 기준으로 말하면 과거로 돌아가기 위해 최근의 기억부터 하나둘씩 파괴하거나 억압하기 시작하는 것일 수도 있다—됨으로써 치매를 앓게 될 수 있다는 것이다.

치매에 영향을 미치는 여러 감정들 중에서 가장 주요한 감정은 무가치감과 허무감이다. 무가치감과 허무감은 치매의 최초 원인으

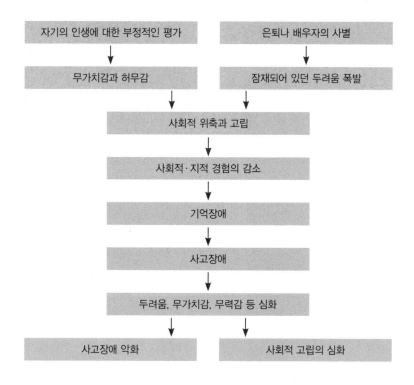

로 추정될 뿐만 아니라 치매가 진행되는 데 따라 점점 더 심해진다.

2) 칠정상(七情傷)과 치매 – 비(悲), 노(怒), 우(憂), 공(恐)

한의학에서는 대표적인 뇌 퇴행성 질환 중 하나인 치매를 인체가 노쇠해가면서 신기腎氣가 쇠퇴하는 것과 함께 나타나는 질환인 동시에 외부의 자극에 의해 발생되는 질환으로 이해하고 있다. 구체적으로는 기허氣虛, 혈허血虛, 음허陰虛 및 양허陽虛와 간신肝腎의 음허陰虛, 간울肝鬱, 심心의 습담濕痰[22] 등을 주요한 원인으로 꼽을 수 있다.

칠정상의 관점에서 볼 때, 치매는 인지 및 사고장애가 주요 증상이므로 사思와 가장 크게 관련되어 있다고 오해하기 쉽다. 하지만 증상이 아닌 원인을 중심에 놓고 바라보면, 치매가 기본적으로 무가치감이나 허무감, 즉 비悲와 가장 크게 관련되어 있음을 알 수 있다. 비의 감정이 과도해지면 크게 다음과 같은 세 가지 결과가 나타날 수 있다.

첫째, 비가 간기肝氣를 격동시켜 양기陽氣가 내동內動하여 노怒의 감정이 유발된다.

둘째, 과도한 비가 심허心虛 및 신神의 부족을 야기한다.

셋째, 과도한 비에 의해 정기精氣가 함몰되어 슬픔, 우울감, 무력감 및 두려움 등이 더욱 커지고 비悲, 우憂, 공恐 등의 감정에 의해 기氣가 울체鬱滯된다.

첫 번째로 노怒의 감정이 주가 되는 경우에는 분노가 자기혐오나 세상에 대한 증오로 나타날 수 있고, 두 번째로 신神이 허虛해지는 경우에는 정신적 사고장애가 유발되며, 세 번째의 경우에는 무가치감, 허무감, 무력감, 우울감 등 우울증과 유사한 증상들이 주요하게 나타난다. 이렇게 치매는 크게 세 가지 경우로 나누어 파악할 수 있지만, 환자의 상태나 외부의 자극 요인에 따라 복합적인 증상이 나타날 수 있다.

---

22 체액의 순환이 원활치 못하여 생기는 병리적 산물을 통칭해서 이르는 말.

3) 한의학적 주요 증상

치매는 기본적으로 비悲의 감정을 내재하고 있어서 비를 주관하는 장부인 폐肺와 관련된 증상이 나타나는 경우가 많다. 즉 호흡곤란, 기관지천식, 폐렴 등 호흡기계 증상을 빈번히 호소하게 된다.

치매의 대표적인 신체적, 정신적 증상은 앞에서 언급한 세 가지 경우로 나누어 파악해볼 수 있다.

첫째, 간기肝氣가 격동되어 비悲와 노怒의 감정이 두드러지면 신체적으로는 근육경련, 협하 결림, 열감, 통증에 민감해지는 증상 등이, 정신적으로는 예민해지거나 과도하게 분노를 표출하는 증상 등이 나타난다.

둘째, 신神이 인체의 전반적인 기능 및 정신상태를 주관하고 있기 때문에 심허心虛 및 신이 부족해지면 신 부족 및 심장心臟 관련 증상이 나타나게 된다. 신체적으로는 심박수 증가, 상열감, 혓바늘 및 구내염 등이, 정신적으로는 불면증, 잡생각, 판단력 저하 등이 유발될 수 있다.

셋째, 정기精氣가 가라앉고 기가 울체되면 슬프고 우울한 감정이 더욱 심해지고 두려운 마음도 커지게 되며, 신체의 전반적인 기능저하가 나타난다. 신체적으로는 가슴 답답함, 변비나 소변불리[23] 등 전반적인 기능이 저하되고 정신적으로는 건망, 불안, 우울 등의 증상이 유발된다. 그러나 앞에서도 지적했듯이 여기에서 구분한

---

23 기본적으로 소변 배설 이상, 즉 소변량이 적으면서 잘 나오지 않는 것을 의미하며, 또는 소변량이 많고 횟수가 잦은 것을 포함하기도 한다.

세 가지 경우의 증상들은 각각 개별적으로 나타나는 게 아니라 환자의 상태 및 외부의 스트레스 상황에 따라서 복합적으로 나타날 수 있다.

3. 치매의 치료

1) 치매의 심리 치료

(1) 뇌가 손상된 치매 환자에게 심리치료가 의미 있을까?

상당수 치료자들은 뇌 손상 환자에 대한 심리치료가 과연 효과가 있을까라는 질문에 대해 '그렇다'라고 대답한다. 그렇지만 이들조차 유독 치매, 특히 치매의 반이 넘는 알츠하이머형 치매에는 심리치료의 효과가 없다고 생각하는 경향이 있다. 그러나 뇌 손상 환자에게도 심리치료가 중요하다고 언급하는 문헌들이 계속 늘어나고 있는 데서 알 수 있듯이, 심리의 변화가 뇌를 변화시킬 수 있으므로 심리치료가 아무런 효과도 없다거나 심리치료를 필요로 하지 않는 치매는 없다고 말할 수 있다. 따라서 치료자들은 치매의 경우에도 약물치료와 심리치료를 병행할 필요가 있을 것이다.

(2) 치료의 목표

치매를 완치하겠다는 목표는, 물론 애초부터 그것을 포기해서는 안 되겠지만, 치료자에게 과욕일 수도 있다. 치매의 치료는 다음과 같은 다양한 세부 목표들을 세워놓고 차분하게 그러나 끈기 있게 진행하는 것이 좋다.

① 현실을 인정하고 수용하게 한다.

우선은 치매 환자가 '부정'과 같은 방어기제들을 사용해야만 하는 필요성을 존중하고 공감하면서 그에게 결함이 있다는 사실을 조금씩 노출시키는 방식으로 자존심이 손상되지 않도록 조심하면서 자기의 결함과 한계를 받아들일 수 있도록 한다. 특히 치료자는 여러 가지 실수를 반복하고 있는 환자의 자존심을 유지시키기 위해서 할 수 있는 모든 일을 다 해야 한다. 이런 노력을 통해 환자가 더 이상 방어기제를 남용하지 않게 된다면, 치료를 시작할 수 있는 중요한 조건 중의 하나가 충족되었다고 판단할 수 있다.

② 자기의 인생을 재평가하게 한다.

단지 치매 환자만이 아니라 대부분의 사람들이 자기의 인생을 심리학적으로 이해하지 못하고 있으며, 그 결과 정당하게 평가하지 못하고 있다. 따라서 치매 환자들이 자기의 인생을 심리학적으로 이해하는 것은 그것을 올바로 재평가하고 긍정함으로써 무가치감을 자존감으로, 허무감을 보람으로 대치하는 데 도움을 줄 수 있다. 다만, 죄를 많이 지어서 죄의식이 심한 사람은 진심 어린 반성과 사죄 없이는 자기 인생에 대한 재평가를 할 수 없다.

치료자는 치매 환자들이 자기의 인생 얘기를 많이 하도록 장려하면서 시기적절한 해석이나 개입을 함으로써 그들이 자기의 인생을 이해하고 수용할 수 있도록 도와주어야 한다. 또한 과거의 중요한 기억들의 감정적인 의미를 깊이 파고듦으로써 그들이 주로 체험하고 있는 부정적인 감정들의 근원을 탐색하고 그런 감정들을 해소할 수 있게 해줌으로써 자기성찰로 가는 통로를 열어주어야 할 것이다.

③ 기억손상을 최소화시키면서 기억을 되살린다.

치료자는 치매 환자들의 일상적 삶에 의미 있는 사회적, 지적 자극을 가함으로써 기억이 상실되는 속도를 줄여야 한다. 또한 그들이 자기의 개인적인 인생 이야기들을 말하고 또 말하도록 격려함으로써 병이 진행됨에 따라 환자가 잃어버리기 시작하는 중요한 기억들을 자꾸 회상해내도록 해야 한다. 하지만 사고는 감정의 강을 따라 흐르기 때문에 궁극적으로 기억손상의 최소화나 기억의 회복 정도는 감정적 문제를 치유하는 것에 비례한다는 점을 명심할 필요가 있다.

④ 자기와 세상을 용서하게 한다.

치매 증상으로 인해 생겨난 슬픔이나 분노를 자기 자신이나 타인들에게 화를 내는 방식으로 표현하지 않도록 하고 나아가 치매 환자의 자기 자신과 타인들에 대한 해묵은 원한이나 분노를 해결해야 한다. 그럴 경우 이들은 스스로를 용서하고 수용하게 될 뿐만 아니라 세상을 용서하게 됨으로써 삶을 유지해나가려는 동기를 회복할 수 있게 된다.

상당수의 치매 환자들은 세상을 두려워하고 신뢰하지 못해 자기에게 어떤 일이 일어났는지를 깨닫기 시작하면 위협적이고 악의적인 세상에 의해 자신이 희생당했다고 느낀다. 따라서 치매 환자의 경우에도 치료자를 비롯한 타인에 대한 신뢰감을 회복하는 문제는 아주 중요하다.

⑤ 사회관계 속에서 생산적인 일을 하도록 한다.

치매에도 불구하고 일에서 완전히 물러나는 것보다는 환자가 감당할 수 있는 수준의 생산적인 일을 찾아서 하는 게 훨씬 낫다. 생산적인 일에 종사하는 것이 무가치감을 줄여주고 자존심을 유지시켜주는 데 큰 효과가 있기 때문이다.

치매의 경과를 좌우하는 중요한 요인 중의 하나는 '사회관계'이다. 따라서 치료자는 치매 환자가 사회적 위축이나 고립에서 벗어나 사회관계 속으로 돌아가도록 일관성 있게 격려하고 궁극적으로는 그가 현실적인 사회관계를 회복할 수 있도록 도와주어야 한다.

(3) 치료에서 지켜야 할 일반적 원칙들

① 자존심 문제─역으로 말하면 무가치감이라는 감정의 문제─에 항상 주의를 기울여야 한다.

② 환자의 특징적인 심리나 방어기제 등을 평가하고 그것을 교정하거나 건설적으로 사용할 수 있게 도와준다.

③ 사고능력의 손상을 보완할 수 있는 방법을 활용한다. 예를 들면 지남력 장애를 극복하기 위해 달력을 지니게 한다거나, 기억력 장애로 인한 문제를 줄이기 위해 기록을 하게 하거나, 자율적 기능을 호전시킬 목적으로 일일 계획표를 짜게 한다.

④ 부정적인 관계를 줄이고 환자의 자존심을 지지해줄 수 있는 건강한 관계를 맺을 수 있도록 가족들을 도와준다.

⑤ 환자가 자기의 인생을 깊이 이해하고 재평가하게 함으로써

죽음을 담담히 받아들이게 한다. 환자가 죽음을 몹시 두려워해 그 주제를 회피하는 데만 급급하다면 자기성찰은 불가능하다. 따라서 치료자는 죽음에 대한 두려움이란 본질적으로 삶에 대한 두려움과 후회에서 비롯된다는 점을 명심하고 죽음이라는 주제를 직접적으로 다루지 않으면서 죽음에 대한 환자의 두려움을 줄여나가야 할 것이다.

2) 치매의 한의학적 치료

치매는 그 원인이 복잡하고 다양한 만큼, 그 진단과 치료에 대해서도 신중하고 치밀하게 접근해야 한다. 치매는 노화가 진행됨에 따라 양허陽虛 및 음허陰虛 상태가 되어 뇌의 기능이 약화되는 것이 주요한 생리적 원인이므로 이를 보補해주는 것을 기본적인 치료방향으로 삼아야 한다. 물론 이러한 보법補法을 기본으로 하면서 개별 환자의 증상에 적합한 치료 및 처방을 시행해야 할 것이다. 즉 근육통 및 근육경련, 협하 결림, 예민하고 짜증이나 화를 잘 내면 간기肝氣를 안정시키고 간肝을 보하는 치료를 해야 하고, 심계항진이나 상열감, 혓바늘 등 심허心虛로 인한 허열虛熱 증상이 두드러질 경우에는 심心을 보하고 열熱을 내려주는 치료를 해야 한다. 또한 변비, 소변불리 등 전반적인 신체기능이 저하되거나 우울하고 무력감을 느끼는 등 정신적으로 저하되어 있는 경우에는 기의 울체를 풀어주고 가라앉은 정기精氣를 보해주며 끌어올려 줄 수 있는 치료방법을 선택해야 한다.

결론적으로 신체적 혹은 생물학적으로 치매란 노화, 즉 허虛의 상태와 관련된 질병이므로 기본적인 보음補陰 및 보양補陽을 기본으로 하면서 환자의 신체적, 정신적 상태에 따라 다양한 치료를 결합시켜야 한다. 특히 비悲, 우憂, 노怒, 공恐의 감정 상태를 잘 살펴야 하고 각각의 감정과 관련이 있는 장부들인 폐肺, 간肝, 심心, 신腎 등의 상태에 대해서도 세밀하게 파악해야 할 것이다.

치매는 노화로 인해 기본적인 신체기능이 저하되는 것과 불가분의 관계에 있으므로 단기간 내에 큰 치료효과를 기대하기 어렵다. 따라서 장기간의 치료계획이 필요하며 경우에 따라서는 완치보다는 관리를 목적으로 접근할 필요가 있다.

Summary

심리학

핵심 감정/기타 감정	무가치감과 허무감, 세상에 대한 두려움 / 무력감, 자기혐오, 분노 등
심리치료의 기본	자기 용서와 수용, 세상과의 생산적 관계 강화, 자존감 회복

한의학

주요 감정	비悲, 노怒, 우憂, 공恐
병 리	기氣의 울체鬱滯 → 간기내동肝氣內動 및 심허心虛
신체 증상	호흡기계 증상, 근육경련, 상열감, 심계항진, 불면, 대소변이상 등
치 법	보법補法 (보음補陰 및 보양補陽) 위주

정신분열증

1. 정신분열증

1) 정의

정신분열증은 감정적 장애가 정신증적(사고) 장애로까지 악화되어 마침내 사회적으로 사망하게 되는 장애이다. 일반적으로 심리학에서 '정신증적'이라는 개념은 '현실검증력의 전반적인 상실' 혹은 '자아경계의 상실'을 의미한다. 그러나 정신분열증에서 '정신증적'이라는 말은 사고능력의 손상이 초래하는 다양한 증상들을 아우르는 포괄적인 개념으로 사용되고 있다. 즉 그것은 현실검증력의 상실을 비롯해 망상, 환각, 와해된 사고와 언어, 집중력 장애, 기억력 장애 등을 모두 포함한다.

2) 유병률

정신분열증의 유병률은 연구들에 따라 0.2~2.0%로 다양하게 나타난다. 유병률은 전 세계적으로 비슷하지만, 몇몇 지역에서

는 높은 유병률을 보이기도 한다. 정신분열증의 평생 유병률은
0.5~1.0% 사이로 추정된다. 10대 후반에서 30대 중반 사이에 발병
하는 것이 전형적이지만, 중년기 이후에 발병할 수도 있다.

3) 주요 증상

(1) 신체적(생리적) 증상

뇌실계의 확장과 피질의 두드러진 대뇌 열구, 측두엽 및 해마의
크기 감소, 기저핵 크기의 증가, 대뇌 크기의 감소, 전전두엽 부위
의 혈류와 당 이용의 이상 등이 보고되고 있다.

(2) 감정적 증상

① 불안정한 정서상태

- 불쾌하거나 불안한 기분 혹은 우울증 같은 기분장애가 정신
  분열증의 진행과정 전반에 걸쳐 매우 흔하게 나타난다.

② 대인공포

- 공포, 특히 대인공포가 심해서 타인들과 접촉하는 것을 두려
  워한다.

③ 무가치감

- 자기가 무가치한 존재(낮은 자존감)라는 뿌리 깊은 ─흔히 무
  의식적인─ 느낌을 갖고 있다.

④ 정서적 둔마(감정의 제한)

- 시선 접촉과 신체언어의 부족을 동반하는 무표정하고 반응이

없는 얼굴이 특징적으로 나타난다.

- 정서적 둔마가 있는 정신분열증 환자도 가끔은 웃을 수 있고 상기될 수도 있지만, 대부분은 감정표현의 정도가 명백히 감소되어 있다.

⑤ 무쾌감증(의욕 상실)

- 쾌감을 느낄 수 있는 능력이 심하게 감퇴되어 흥미나 즐거움을 상실하며 삶에 대한 의욕도 사라진다.

(3) 정신적 증상

① 망상: 잘못 해석된 지각이나 경험을 포함하는 잘못된 믿음을 말한다.

- 망상의 주제: 피해망상, 관계망상, 신체망상, 종교망상, 과대망상 등 망상의 주제는 다양하지만 자신이 괴롭힘을 당한다거나, 미행을 당한다거나, 함정에 빠진다거나, 감시당한다거나, 조롱당한다고 믿는 '피해망상'이 가장 흔하다. 그다음으로는 어떤 특정한 태도, 말투, 문구, 신문, 노래 가사 혹은 다른 환경적 단서들이 특별히 자기를 겨냥하고 있다고 믿는 '관계망상'이 많다.

- 기괴한 망상: 기괴한 망상이란 누군가가 아무런 상처나 흔적도 없이 자기의 장기를 도려내고 다른 사람의 장기로 대체시켜 놓았다는 믿음처럼 명백히 믿기 어렵고, 이해할 수 없으며, 일상생활 경험에서 나온 것이 아닌 망상을 말한다. '사고축출망상'(자기의 생각을 외부의 어떤 힘에 의해 빼앗긴다는 믿음), '사

고주입 망상'(외부의 생각이 자기의 정신으로 들어온다는 믿음), 조종 망상(어떤 외부의 힘에 의해 자기의 신체나 동작이 조종된다는 믿음) 등을 예로 들 수 있다. 이런 망상과는 달리, 약간이라도 현실성이 있는, 자신이 국가정보원으로부터 감시를 받고 있다는 믿음 등은 기괴하지 않은 망상으로 간주된다.

② 환각: 환각은 감각이 정상적인 상태에서 나타나야 한다.

- 환각의 주제: 환각은 전형적으로 망상의 내용과 연관되어 있다.

- 환각의 종류: 환각은 청각, 시각, 후각, 미각, 촉각 등 어떤 감각형태로도 나타날 수 있지만 정신분열증에서는 환청이 가장 흔하고 특징적이다.

- 자아이질적 환청: 환청은 보통 목소리로 경험되는데, 이러한 목소리는 친숙한 것이든 친숙하지 않은 것이든 간에 자기의 생각과는 다른 것(타인의 목소리)으로 지각된다.

- 환청의 내용: 환청의 내용은 매우 다양하지만, 경멸하거나 위협하는 목소리가 가장 흔하다. 둘 또는 그 이상이 대화하는 목소리를 듣는 것이나 자기의 행동과 생각에 대해 계속적으로 간섭하는 목소리를 듣는 것과 같은 특정 형태의 환청은 정신분열증의 필수 증상으로 간주되고 있다.

③ 와해된 사고와 언어

- 연상의 이완(사고의 탈선): 규칙성이 없는 비논리적 연상으로 인해 한 가지 주제에서 다른 주제로 벗어나고, 질문에 대한 대답이 빗나가거나 전혀 엉뚱하며, 앞뒤가 맞지 않는 말을 한다.

– 통상적으로는 가벼운 정도로 와해된 언어가 흔하지만, 언어가 너무 심하게 혼란되어서 거의 이해할 수 없는 경우도 있다.

④ 사고와 언어의 빈곤: 짧고 간단하고 공허한 대답만 하거나 언어의 유창함과 풍부성이 감소된다.

⑤ 병식의 결여: 병식이 없는 경우가 흔하다.

(4) 행동(사회)적 증상

① 목적지향적 행동의 어려움

– 목적지향적 행동에 곤란이 있어서 규칙적인 식사나 청결을 유지하는 따위의 일상활동을 수행하는 데 문제가 생긴다. 그 결과 두드러지게 헝클어진 머리를 하고 있거나 씻지 않아 더러운 몰골을 하고 있는 등 자기관리를 하지 못하게 된다.

– 심한 경우에는 목적지향적 행동을 시작하거나 유지할 수 없는 것을 특징으로 하는 '무욕증'이 나타나거나 장시간 동안 앉아서 일이나 사회적 활동에 전혀 관심을 보이지 않기도 한다.

② 와해된 행동(부적절한 반응): 외적 유발자극이 없는 상태에서 소리를 지르거나 예기치 못한 초조감을 보인다. 또한 공격성이나 성성을 부적절하게 표현한다.

③ 세계에 대한 무관심

– 타인들에 대한 무관심과 무시: 무더운 날에 외투나 목도리, 장갑 등을 몇 개씩 겹쳐 입는 식의 이상한 옷차림을 하거나 대로변에서 소변을 보는 등 세상에 대한 관심이 거의 없는 것처럼 보이는 행동을 한다.

- 긴장성 운동행동: 긴장성 혼미(환경에 대한 반응이 감소되어 때로는 완전히 환경을 인식하지 못하는 극심한 정도에 이르기도 한다), 긴장성 자세(부적절하거나 기괴한 자세를 취한다), 긴장성 경직(긴장된 자세를 유지하면서 움직이려는 노력에 저항한다), 긴장성 거부증(움직이게 하려는 지시나 시도에 능동적으로 저항한다), 긴장성 흥분(목적도 없고 유발자극도 없는 상태에서 과다행동을 보인다).

④ 사회적 기능의 현저한 저하: 대인관계, 직업, 교육, 자기관리 등의 사회적 기능수준이 병이 시작되기 전에 비해 현저하게 떨어진다.

참고로, 상당수 학자들은 정신분열증의 증상을 다음과 같은 양성 증상과 음성 증상으로 구분하고 있다.

① '양성 증상'(정상적 기능의 과다 또는 왜곡을 반영): 망상과 환각, 와해된 사고와 언어, 전반적으로 와해된 행동 및 긴장된 행동 등.

② '음성 증상'(정상적 기능의 감소나 상실을 반영): 정서 둔마, 무감동과 무욕감, 사고 및 언어의 유창함과 생산성 저하, 목적지향적 행동의 곤란 등.

일반적으로 양성 증상은 짧은 기간 안에 발달하며 급성 정신병에 흔히 나타난다. 이와는 달리 음성 증상은 교육정도가 낮고 인지 검사에서 좋지 않은 결과를 나타내고 치료반응도 좋지 않으며, 조기에 발병해 오랜 시간에 걸쳐 발달하는 경향이 있다.

4) 정신분열증의 원인

(1) 유전적 요인

- 유전적 요인이 조금이라도 영향을 미치지 않는 정신장애는 아마 하나도 없을 것이다. 하지만 유전적 요인이 정신분열증에 미치는 영향력은 유독 큰 편이다. 정신분열증 환자의 직계가족에서 정신분열증이 발병할 위험성은 일반 인구에 비해 10배 정도 높다. 또한 일란성 쌍생아에서의 정신분열증 일치율은 40%~50% 사이인 반면, 이란성 쌍생아에서의 일치율은 형제들 간에서 발견되는 정도와 비슷하다.

- 비록 많은 연구들이 정신분열증의 원인으로 유전적 요인의 중요성을 강조하고 있지만, 일란성 쌍생아에서 보여준 상당한 불일치율—반 이하만 일치한다—은 후천적 요인도 중요하다는 사실을 보여주고 있다. 출생 시 손상, 임신 중의 바이러스 감염, 자궁 내 혈액공급 문제, 섭식과 관련된 요인들이 정신분열증에 영향을 미친다고 알려져 있다.

(2) 부정적인 양육경험

핀란드Finland의 입양가정 연구에 의하면 긍정적인 양육경험을 가진 정신분열증 어머니들의 아이들은 장래의 정신분열증의 발병으로부터 보호된 반면 불안정한 입양가정을 경험한 유전적으로 취약한 아이들은 정신분열증으로 발전하는 경향을 보였다. 이는 긍정적인 양육경험이 유전적으로 높은 위험성을 가진 사람을 장래의 정신분열증 발병으로부터 보호할 수 있다는 것을 시사해준다.

자기의 전 생애를 정신분열증 환자의 치료에 바친 설리반Harry Stack Sullivan은 정신분열증의 주요한 원인이 아동기의 대인관계에서의 어려움, 특히 부모-자식 관계에서의 어려움에 있다고 주장했다. 브라운Brown, 1972과 동료들의 연구 역시 대인관계의 중요성을 보여주고 있다. 이들은 강력한 개입과 과도한 비판을 특징으로 하는 가족구성원들과 환자 사이의 상호관계의 형태를 '감정표현expressed emotion: EE'으로 정의했는데, 낮은 EE 가정에 비해 높은 EE 가정에서 정신분열증의 재발률이 더 높았으며 이후의 연구들도 EE가 정신분열증 재발의 중요한 그리고 확고한 예견인자임을 확인해주었다. 당연히 EE가 높은 가정 출신은 어릴 때부터 부모를 포함하는 가족들로부터 과도한 비난과 간섭을 받으면서 자라났을 것이다. 이 외에도 발달과정에서의 사고나 여러 종류의 소아기 외상들이 정신분열증에 대한 취약성을 증가시킨다.

(3) 현실도피 동기

프로이트는 정신분열증을 사람과 외부세계 사이의 갈등에 의해 초래되는 장애로 이해했다. 그에 의하면 현실을 감당할 수 없는 사람은 외적 현실을 부인하고 외부세계에 대한 감정적 에너지의 투자를 철회함으로써 현실을 주관적 정신 내부에서 자기의 소망에 따라 개편한다. 한마디로 현실을 자기가 원하는 대로 바꿀 수가 없으니까 정신을 바꾸고 나서 그 속으로 도피한다는 것이다. 프로이트는 정신분열증이 현실의 벽에 부딪쳐 주요한 동기가 좌절되는 것에 의해 유발된다고 믿었기 때문에 정신분열증의 증상들이 '의미'를 가지고 있다고 생각했다. 예를 들면 정신분열증 환자에게서는 종종 자존심의 손상에 따라 즉각적으로 과대망상이나 환각들이 초래되는데, 이러한 과대망상적 사고나 환각은 자존심의 손상—역으로 말하면 무가치감의 엄습—을 중지시키거나 방어하려는 환자의 노력이 만들어내는 정신적 산물이라는 것이다. 아무튼 주관적인 환상의 세계로 도피하게 해주는 정신분열증을 앓음으로써 사람은 현실이 주는 여러 고통들, 즉 이상과 현실의 괴리, 관계의 불확실함, 상황의 복잡함, 자기 존재의 무가치감 등을 대면하지 않을 수 있다. 하지만 그러기 위해서는 사회적 생명의 소멸, 사회적 사망이라는 값비싼 대가를 치러야만 한다. 선진 자본주의나라들에 비해 개발도상국의 정신분열증 환자들은 보다 급성적인 경과를 밟고 양호한 예후를 보이는 경향이 있는데, 이것은 현실을 감당하기 힘들게 만드는 사회적 스트레스—프로이트식으로 표현하면 자아와 현실 사이의 갈등—가 정신분열증에 중요한 영향을 미칠 수 있음을 시사해준다.

2. 정신분열증에 대한 통합적 접근

1) 정신분열증을 지배하는 주요 감정들

(1) 정신분열증의 일반적인 발병 경로

대부분의 정신분열증은 징후나 증상을 서서히 드러내며, 병의 초기(전구기)에는 음성 증상이 주로 나타나다가 이후(활성기: 비교적 징후 및 증상이 심하게 나타나는 시기)에 양성 증상이 출현한다. 이 양성 증상은 치료에 잘 반응하기 때문에 곧 호전되지만 음성 증상은 그대로 지속되는 경향이 있다. 우리는 이런 정신분열증의 특징적인 진행양상을 통해 다음과 같은 사실을 파악할 수 있다.

① 정신분열증의 본질

아주 단순하게 축약하면, 정신분열증이란 현실로부터 등을 돌리는 병이라고 말할 수 있다. 다시 말해 정신분열증을 그 기저에서 관통하고 있는 것은 너무나 싫거나 두려워 맨 정신으로는 도저히 감당할 수 없는 현실세계에서 도피하려는 강렬한 동기라는 것이다. 바로 이 동기가 감정 영역에서는 현실적인 삶에서 쾌감이나 즐거움을 느낄 수 없도록 감정반응을 감소시키고, 사고의 영역에서는 논리적인 사고능력과 현실검증 능력을 붕괴시킴으로써 궁극적으로 현실과 꿈—내적인 정신세계를 의미한다—을 뒤바꾸게 만드는 것 같다. 사고장애가 진행됨에 따라 현실과 꿈을 혼동하게 되어 꿈속에서 소망을 성취할 수 있는 가능성이 열리면 감정과 사고 활동이 일시적으로 다시 활성화—활성기의 양성 증상—될 수 있지만 그것은 이미 현실성을 잃은 것이므로 외부의 관찰자에게는 매우 부적절할 것으로 인식될 수밖에 없다. 어쨌든 정신분열증 환자는 현실을 내면세계로 대치함으로써 현실에서 완전히 도피하는 데 성공하고 꿈의 세계 속에서 살아갈 수 있게 되지만, 그 대신 사회적으로는 사망하게 되는 것이다.

② 정신분열증에서 감정의 역할

카론Karon, 1992은 정신분열증 환자들의 일차적 감정이 '공포'라고 지적했으며, 상당수의 심리학자들 역시 타인과의 접촉이 이들에게 극심한 불안이나 공포를 유발하고 있음을 관찰해왔다. 정신분열증 환자들의 망상 중에서 가장 흔한 것이 피해망상과 관계망상이라는 사실도 이 장애에 결정적인 영향을 미치는 감정이 공포, 특히 대인공포임을 시사해준다. 사실 세상에 대한 공포의 본질은 대인공포라고 말할 수 있다. 왜냐하면 세상에 대한 두려움이란 대부분 개나 고양이 등에 대한 두려움이 아니라 사람과 사회에 대한 두려움이기 때문이다. 정신분열증의 본질이 세상으로부터의 도피라는 사실역시 이 장애에 가장 큰 영향을 미치는 감정이 공포, 특히 대인공포임을 추측할 수 있게 해준다.

무슨 일이든지 간에 기분이 동해야 비로소 그 일을 하게 되듯이, 정서상태가 좋아야 세상에 대한 호기심이나 활동의욕이 커지고 그에 따라 생각이나 말도 풍부해진다. 반면 우울할 때는 코미디를 보더라도 웃지 않게 되듯이, 정서상태가 바닥을 치고 있으면 자연히 세상에 무관심해지고 활동의욕이 상실되며 그에 따라 생각이나 말도 줄어든다. 그런데 여기에 더해 타인들과 세상에 대해 극심한 두려움까지 느끼고 있다면 어떻게 될까? 아마 그럴 경우 사람들은 세상으로부터 아예 눈을 돌려버리기 위해 외부세계에 대해 감정적인 반응을 거의 하지 않게 될 것이다. 정신분열증이, 프로이트식으로 말하면 감정 에너지를 세상으로부터 철수시킨 결과라고 말할 수 있는, '정서적 둔마'(감정의 제한)와 함께 시작되는 것은 이것과 관련이 있다.

그렇다면 정신분열증을 앓기 시작하면 감정반응이 계속 줄어들다가 아예 사라져버릴 수도 있을 텐데, 왜 생각이나 감정이 다시 활성화되는 양성 증상들이 나타나는 것일까? 정신분열증의 초기 단계 이후에 본격적으로 나타나는, 예고 없이 분노가 폭발하거나 적절한 자극이 없는데도 미소를 짓거나 웃거나 바보스런 표정을 짓는 것과 같은 부적절한 감정적 흥분이나 반응 그리고 망상이나 환각과 같은, 감정반응이나 사고활동 등은 정신분열증 환자의 외부세계에 대한 반응이 아니라 그의 현실세계를 대치하게 되는 내면세계에 대한 반응인 것 같다. 다시 말해 사고능력이 손상되어 현실검증 능력이 취약해져 현실과 꿈을 혼동하게 되면서부터 이들은, 비록 비정상적이기는 하지만, 현실이 아닌 내면세계로부터 자극을 받고 그것에 대해 반응을 하며 나아가 내면세계 안에서 활동을 재개한다는 것이다. 따라서 앞에서도 지적했듯이 이 단계에 도달해 있는 정신분열증 환자들의 심리와 행동은, 그들이 현실이라고 착각하고 있는 주관적인 내면세계를 알 수가 없는 외부의 관찰자에게는 도저히 이해할 수 없는 부적절한 것으로 인식되기 마련이다.

결론적으로 정신분열증을 앓게 됨에 따라 처음에 감정 에너지는 세상에서 철수해 잠복—정서적 둔마, 무쾌감증 등—해 있다가 환자의 내면세계가 현실세계를 대치함에 따라 그 내면세계를 향해 분출—부적절한 감정반응, 와해된 사고와 행동 등—하게 된다고 추측해볼 수 있다. 정신분열증에 독특한 이런 감정적인 흐름 때문에 처음에는 음성 증상이 주로 나타났다가 이후에 양성 증상이 나타나는 것 같다.

③ 정신분열증에서 사고장애의 역할

현실적인 사고를 한다는 말은 곧 논리적인 사고를 한다는 말과 통한다. 왜냐하면 현실세계 자체가 논리적으로 연관되어 있고 논리적으로 변화발전하고 있으며, 논리법칙이란 본질적으로 현실에 존재하는 사물현상들 사이의 이러한 논리적인 연관관계를 사람들이 인식한 것이기 때문이다. 예를 들면 땅에 떨어진 열매에서 씨앗이 자라나는 것은 그 열매와 씨앗 사이에 인과관계가 있어서인데, 현실에 존재하는 이러한 인과관계들을 반복적으로 관찰함으로써 초기 인류가 인과법칙을 발견하게 되었다는 것이다. 아무튼 요지는 현실 자체가 논리적이므로 사람이 논리법칙에 기초하고 있는 이성적인 사고를 하지 못하면 현실을 올바로 인식할 수가 없다는 것이다. 비논리적 사고, 즉 이성적 사고능력의 와해가 결국에는 현실검증 능력을 파괴하는 것은 바로 이 때문이다.

그렇다면 사람은 어떤 경우에 논리적 사고를 포기하게 되는가? 사실 인간의 마음이란 혼돈보다는 질서를 훨씬 더 좋아해서 사람이 비논리적인 사고 혹은 연상을 하기란 정말이지 어렵다. 오래전부터 수학자들은 무의미한 숫자를 무작위로 길게 늘어놓는 일이 불가능하다는 사실을 강조해왔다. 즉 사람들에게 무작위로 숫자를 말해보라고 하면 불과 얼마 지나지 않아 그들이 말하는 숫자들이 의미 있는 양상―일정한 규칙성―을 띠게 된다는 것이다. 환자의 생각이나 이야기 역시 마찬가지다. 프로이트는 자유연상이 치료에 도움이 된다고 주장했는데, 그것은 자유연상이 진정한 의미에서의 자유연상이 아니라 환자의 치유동기에 의해 진행되는 나름의 논리적인 연상이어서다. 즉 환자들에게 제아무리 자유롭게 연상을 해보라고 권유해도 그들이 마치 미친 사람처럼 무작위적이고 비논리적인 연상을 하면서 횡설수설하기란 불가능하다는 것이다. 이렇게 사람에게 논리적 사고를 하지 않는 것이 아주 어려운 일이라면, 도대체 어떤 경우에 사람은 논리적 사고를 포기하게 되는 걸까? 여러 경우가 있겠지만, 그중에서 가장 흔한 것은 현실을 인정하고 싶지 않게 만들 정도로 강렬한 소망이 있을 때이다. 사채 빚을 탕감하기를 강렬히 소망하는 사람이 당첨확률이 높지 않은 로또복권을 사면서 당첨이 될 거라는 상상을 더 많이 하고, 유명 연예인을 열렬히 흠모하는 사람이 그 연예인과 우연히 만나 사랑에 빠지는 허무맹랑한 상상을 더 자주 할 것이다. 물론 정상인들도 이런 비현실적이고 비논리적인 상상을 어느 정도씩은 하면서 살아간다. 하지만 분명한 것은 현실이 너무나 싫거나 두렵다면 이런 비현실적인 사고의 빈도와 강도가 크게 증가할 것이라는 사실이다. 즉 현실에서 도망치려는 동기의 강렬함과 비현실적, 비논리적 사고의 빈도와 강도는 정비례할 가능성이 높다는 말이다. 아마도 정신분열증에서 특징적으로 나타나는 이성적 사고능력의 손상과 망상은 여기에서부터 비롯될 것이다.

일단 사고장애가 시작되면 그것은 단지 사고능력을 저하시키는 것에만 머무르지 않는다. 이성적 사고능력의 손상은 동기, 감정, 사고의 모든 영역에 치명적인 악영향을 미침으로써 병세를 전반적으로 그리고 빠르게 악화시키기 마련이다.

지금까지의 논의는 비록 그 증상들이 매우 다양하지만, 정신분열증이 나름대로 일관성 있는 법칙성과 방향성을 갖고 있는 장애임을 보여주고 있다. 결론적으로 말하면, 정신분열증은 세상으로부터 도피하려는 동기적, 감정적 힘에 의해 촉발되고 그것을 실현하는 방향으로 진행된다. 그리고 정신분열증을 지배하는 기본감정은 공포, 특히 대인공포이며 무가치감, 무력감 등이 중요한 역할을 하고 있다.

사고능력	현실 무시, 소망적 사고에 집착	– 사고의 감소와 와해 – 연상의 이완(논리성 붕괴) – 망상과 환각	현실검증 능력 상실	내면세계를 현실로 착각	내면세계 속에서의 사고활동	사회적
감정	대인공포, 무가치감, 무력감, 우울감 등	– 감정반응 감소 : 정서적 둔마, 무쾌감증	감정적 기복 부적절한 감정반응		내면세계 속에서의 감정반응	사망
동기	감당할 수 없는 현실에서 도망치려는 동기, 손상된 자존심을 회복하려는 동기 등					

정신분열의 진행경로

2) 칠정상(七情傷)과 정신분열증

한의학에서는 전통적으로 정신분열증 혹은 이와 유사한 증상을 동반하는 정신장애를 광증狂症으로 표현해왔다. 광증은 기본적으로 양陽이 성盛하여 양기陽氣가 전부 머리로 올라가 열熱이 극劇해져서 생기는 병이다. 구체적으로 부연하자면, 열로 인하여 경맥의 흐름이 급속急速하게 되고 화火가 성하여 담화痰火를 생성하며, 담화로 인하여 신화心火가 유발되는 장애이다.

참고로, 황제내경黃帝內徑에는 태아가 모친의 배 속에 있을 때, 엄마가 크게 놀라 기氣가 머리에 올라가 내려오지 않아 태아의 정기精氣 역시 머리에 계속 머무르게 되어 이런 병에 걸린다는 표현이 있다. 한의학에서도 정신분열증에 선천적 소인(유전적 소인)이 관여하고 있는 것으로 파악했던 것이다.

칠정상의 관점에서 보면, 정신분열증은 공恐과 관련된 불안정한 정서, 비悲와 관련된 무가치감이나 우울감, 사思와 관련이 있는 망상, 환각 등의 사고장애가 복합되어 있는 장애라고 말할 수 있다. 즉 공에 해당되는 세상에 대한 두려움과 그것에서 비롯되는 현실 도피 동기, 비에 해당되는 괴롭고 힘든 현실로 인한 무가치감과 무력감, 사에 해당되는 혼자만의 상상이나 특정 생각에 대한 집착 등이 복합되고 지속되어 환청, 환영, 망상 등의 사고장애로까지 악화되는 장애인 것이다.

3) 한의학적 주요 증상

한의학적으로 광증狂症은 칠정七情의 장애나 기혈부족, 담화痰火

등이 심心에 작용하여 생긴 것으로 보며, 구체적인 증상은 사람을 가려보지 못하고, 흥분하여 옷을 벗어던지면서 고함을 지르거나 노래 부르고 춤추며 잠을 이루지 못하고 돌아다니는 것 등이다. 때로는 공연히 웃기도 하고 갑자기 화를 내기도 하는 등 행동이 일정치 않으며, 눈이 충혈되고 자주 놀라며 말이 많아지기도 하는 것 등이 해당된다. 또한 헛된 소리나 욕설을 퍼부으며 험악한 말을 하고 때로는 과격한 행동을 하면서 사람을 해치는 수도 있다.

3. 정신분열증의 치료

1) 정신분열증의 심리 치료

(1) 약물치료의 한계

흔하게 거론되는 '정신분열증의 치료만큼 어려운 것도 없다'는 말이나 정신분열증의 완치―병 전 기능수준으로 완전히 회복되는 것―가 흔치 않다는 사실을 통해서 짐작할 수 있듯이, 정신분열증은 치료하기가 아주 어렵다. 무엇보다 정신분열증 환자들을 치료 과정에 참여시키기가 무척 힘들다. 또한 향정신병약물antipsychotic 투여와 짧은 입원에 의해 성공적으로 치료될 수 있는 정신분열증 환자는 단 10%도 되지 않고, 약물 투여를 중단하면 병의 재발가능성이 높아지며 지연성 운동장애와 같은 부작용까지 발생할 수 있다. 한마디로 약물치료의 효과가 낮다는 것이다. 하지만 병을 앓기

전의 양호한 적응, 급성 발병, 늦은 발병 연령, 여성, 유발사건이 있음, 기분장애의 동반, 짧은 활성기 증상, 뇌의 구조적 이상이 없음 등의 조건이 있으면 상대적으로 양호한 예후를 보인다.

(2) 초기단계에서 중요한 문제

① 스트레스 요인들의 제거: 다른 장애들과 마찬가지로 정신분열증도 스트레스에 취약하고 그것에 의해 악화되므로 정신분열증 환자가 최대한 스트레스를 적게 받을 수 있는 환경을 만들어야 한다. 이를 위해서는 가족치료가 필요할 수도 있다.

② 증상(특히 양성 증상)의 억제: 정신분열증 증상, 특히 양성 증상이 심한 경우에는 심리치료 자체가 시작되기 어렵다. 따라서 향정신병약물 투여가 양성 증상을 약화시키는 데는 효과가 크므로 일단 약물치료를 통해서 심한 증상부터 억제할 필요가 있다. 그러나 음성 증상이나 대인관계의 장애 등은 약물에 의해 거의 치료되지 않는다.

(3) 치료자의 중요성

정신분열증을 지배하는 가장 중요한 감정이 대인공포라는 사실은 치료자와의 관계가 이 장애의 치료에 결정적인 영향을 미칠 것임을 시사해준다. 즉 정신분열증 환자들은 사람이 두려워서 세상으로부터 도망치는 것이므로 그들을 세상으로 돌아오게 만들 수 있는 것은 오직 사람뿐이라는 것이다. 정신분열증 환자들을 많이 접했던 융이 환자를 깊이 사랑하는 누군가가 곁에 있어주면 정신분열증이 치유될 수도 있다고 지적했던 것 그리고 상당수 심리학자들이 훌륭한 인품과 뛰어난 감수성을 가진 치료자와의 치료관계가 정신분열증 치료를 좌우하며 나아가 환자들의 인생의 질을 높이는 기본이 될 수 있다고 강조한 것은 바로 이 때문이다.

치료관계는 무엇보다 정신분열증 환자에게, 타인들과 연결되기 시작한다고 해서 파국이 발생하지는 않는다는 사실을 체험하게 해줌으로써, 사람에 대한 신뢰와 대인관계에 대한 자신감을 갖도록 고무해줄 수 있다. 완전히 호전된 정신분열증 환자들을 조사했던 룬드Rund, 1990의 연구에 의하면, 그들 중 80%가 오랜 기간 동안 심리치료를 받았으며 자기들이 회복되는 데 심리치료가 대단히 중요한 역할을 한 것으로 여기고 있었다. 정신분열증 치료에서 치료자의 역할이 특별히 중요하다는 것은 치료동맹이 치료의 성공을 가늠하는 중요한 예견인자라는 사실을 통해서도 확인된다.

정신분열증 환자들은 치료자만이 아니라 그들의 일상생활에서도 치료적 인물들을 필요로 한다. 따라서 이들을 지속적으로 사랑하고 도와줄 수 있는 누군가가 존재한다면 치료는 그만큼 더 용이해질 것이다.

(4) 감정의 근원 제거

정신분열증 환자의 상태가 호전되기 시작하면 그가 왜 사람과 세상을 두려워하게 되었는지, 왜 스스로를 무가치하고 무력한 존재로 평가하게 되었는지 등을 조사함으로써 두려움, 무가치감(낮은 자존감), 무력감과 같은 치명적인 감정들에 지속적으로 영양분을 공급해왔던 밑뿌리를 들어내야 한다. 이를 위해서는 다음과 같은 두 가지 문제에 특별한 관심을 기울일 필요가 있다.

① 감정반응 조사: 환자가 다양한 자극들에 대해 어떤 감정반응을 보이는지를 관찰하고 그것을 환자에게 설명하고 해석해주는 과정은 치료자와 환자 모두를 환자의 내면세계로 안내해줄 수 있다. 매우 부적절한 감정반응일지라도 그것이 어떤 자극이나 대상에 대한 반응이었는지를 알아내는 것은 치료에 도움이 된다.

② 망상과 환각 조사: 환자의 강렬한 무의식적 동기, 주요한 감정이나 신념 등을 파악하기 위해서는 환자의 망상이 어떻게 연결되고 있는지, 그 추론의 고리inference chain를 조사해볼 필요가 있다. 일반적으로 환각 역시 망상의 주제와 밀접한 관련이 있으므로 환각의 내용과 흐름도 조사해야 한다.

무척 어려운 일이기는 하겠지만, 정신분열증 환자를 지배하고 있는 주요한 감정들과 그 원천을 파악했다면 그것을 해소 혹은 정화시키는 동시에 자신감, 자존감, 통제감 등을 고양시킴으로써 환자가 심리적으로 재탄생할 수 있게 도와주어야 한다. 정신분열증 증상이 마침내 가라앉으면 환자에게는 중요한 무엇인가를 혹은 소중한 인생을 한 뭉텅이 잃어버렸다는 느낌 그리고 정신병적이 아닌 상태에서 자기가 누구인지를 알지 못하는 당황스러운 느낌과 관련된 애도의 과정이 발생하곤 하므로 이 문제를 해결하는 데에도 관심을 기울여야 한다.

현재까지는 정신분열증에 특별한 효과가 있다고 알려진 치료방법은 없다. 따라서 치료자는 각각의 환자들에 어울리는 맞춤형 치료를 하기 위해 다양한 치료방법들을 창조적으로 활용해야 할 것이다.

2) 정신분열증의 한의학적 치료

정신분열증의 치료는 기본적으로 화火, 즉 양기陽氣를 내려주는 것을 위주로 해야 하며, 열기熱氣로 인한 정혈精血부족 상태가 유발되기 쉬우므로 이런 증상이 나타나는 경우에는 보음補陰 및 보혈補血도 배합해야 한다. 또한 칠정七情 중에서 공恐, 비悲, 사思의 감정과 관련된 증상들을 잘 파악하여 그에 맞는 치료를 해야 한다.

앞에서도 지적했지만, 정신분열증은 사회나 주변환경으로 인해 유발될 수 있다. 따라서 환자에게는 가족, 친구 등 주변 사람들의 진심어린 관심과 애정이 필요하다. 영화 '뷰티풀 마인드'[24]는, 정신분열증에 걸린 존 내쉬 교수가 그의 아내 엘리샤의 헌신적인 사랑으로 병을 극복해가는 과정을 감동적으로 그려내고 있다. 이를 정신분열증 환자를 어떻게 치료해야 할지에 대한 좋은 본보기로 참고할 수 있을 것이다.

---

[24] '뷰티풀 마인드'에 대해서는 『감정의 안쪽』(김태형, 갈매나무, 2012)을 참고하라.

Summary

심리학

핵심 감정/기타 감정	대인공포를 핵심으로 하는 세상에 대한 공포, 무가치감 / 무력감, 분노, 우울감 등
심리치료의 기본	긍정적이고 지지적인 관계 경험, 세상으로부터 도피하려는 동기의 제거(근원적인 심리적 취약성 해결)

한의학

주요 감정	공恐, 비悲, 사思
병 리	화열火熱이 극 → 담화痰火 및 심화心火
치 법	청열사화清熱瀉火 위주

한의학과 서양의학[25]

1. 한의학과 서양의학의 차이

한국을 포함해서 동양과 서양은 역사적으로 사뭇 다른 세계관, 철학을 발전시켜왔다. 근대를 기점으로 서양의 문물이 동양으로 물밀듯이 밀려들어오기 전까지는 동서양의 학문들 사이에 상당한 차이가 있었던 것은 이와 관련이 있다. 물론 요즈음 한국에서는 서양의 사상과 학문이 대부분의 학문 분야를 지배하고 있어서 동서양의 학문적 차이를 찾아보기가 힘들어졌다. 그러나 한의학은 의연히 동양철학에 기초하고 있어서 한의학과 서양의학을 비교하는 것은 동양철학의 핵심 그리고 동양과 서양 간의 철학적 차이를 확인하는 데 유용하다. 그러므로 여기에서는 한의학과 서양의학의 차이점을 통해 동양과 서양의 철학적 전통―일반인의 인식과 사고

---

25 이 글은 지금은 고인이 되신 한의학자인 박찬국 선생님의 저서인 『감기를 알면 건강이 보인다』(집문당, 2007)에 관한 기존 서평을 토대로 재집필한 것이다. 서평 원문은 'http://cafe.naver.com/psykimcafe/13'을 참고하라.

에도 무의식적으로 여전히 커다란 영향을 미치고 있는—이 서로 어떻게 다른지를 간단히 살펴보기로 한다.

① 세계관: 연관 대 고립

세상만물이 상호 연관되어 있다고 주장하는 동양철학에 기초하고 있는 한의학은 인체의 각 부분이 밀접히 연관되어 있으며 서로 영향을 미치고 있다고 본다. 예를 들면 한의학은 간의 병은 다른 신체 부분들에도 영향을 미치기 마련이므로 간염을 앓고 있는 환자는 간 외에도 다른 장기 손상이 있을 것이라고 예상한다. 나아가 한의학은 단지 공간적인 연관만이 아니라 시간적인 연관 등도 항상 고려하므로 시간적으로 앞서는 병과 뒤따르는 병이 서로 밀접히 연관되어 있다고 생각한다.

반면에 사물현상을 고립적, 개별적으로 고찰하는 서양철학에 기초하고 있는 서양의학은 인체의 각 부분이나 질병을 연관 속에서가 아니라 현재 시점에서 따로 떼어내 개별적으로 다루는 경향이 있다. 세계관적 차이에서 기인하는 이런 관점의 차이로 인해 코에 질병이 생겼을 때, 서양의학은 주로 코만 치료하는 반면 코를 폐와 외부와의 통로로 이해하는 동양의학은 기본적으로 폐를 치료하려 한다.

정신의학 분야에 있어서도 서양의학 그리고 서양철학에 충실한 생물학주의 심리학은 정신병을 뇌의 이상 혹은 손상으로 보고 뇌를 직접 고치려 한다. 즉 뇌에 직접 작용하는 약물을 처방하거나 심한 경우에는 머리를 열어서 이상이 있다고 여겨지는 뇌의 특정 부위를 잘라내는 것이다. 하지만 한의학 그리고 정신병의 주요한 원인을 심리적인 문제에서 찾는 심리학은 이런 치료방법을 무지한 행위로 간주한다.

사실 정신병에 관한 한의학과 인문주의적 심리학[26]의 관점은 심신일체론으로서 서로 같다고 볼 수 있다. 한의학은 사람이 마음 ―구체적으로는 칠정七情―을 제대로 다스리지 못해서, 인문주의적 심리학 역시 심리적 문제를 해결하지 못해서 신체에 병이 생기고 그것이 궁극적으로 뇌의 이상까지 불러온다고 본다. 그렇기 때문에 한의학과 인문주의적 심리학은 마음의 병을 완치해야만 뇌를 포함하는 몸의 병도 완치될 수 있다고 주장하는 것이다.

뇌는 우리 신체의 각 부분과 밀접하게 연관되어 있다. 서양의학에서도 뇌에서 나오는 신경이 전신의 각 부분과 모두 연락되어 있고 뇌를 흐르는 혈액이 전신을 흐르는 혈액과 같은 종류의 것이라는 것을 잘 알고 있다. 그러나 막상 질병의 치료에 들어가면 양의사들은 뇌가 인체 각 부분과 아무런 상관이 없다는 듯이 오직 뇌 자체만을 가지고 병을 치료하려 한다. 약을 쓰는 것은 그렇다 하더라도 심지어 뇌를 열고 수술을 감행하는 경우가 많다. 이는 서양의학의 병리론에 많은 모순이 있기 때문이다. 비록 뇌의 병이지만 장이나 간이나 심장이나 경락을 치료하여 뇌를 치료할 수 있는 병리론과 진단치료가 개발되

---

26 여기에서 인문주의적 심리학이라는 개념은 최소한 '사람'을 부분으로 쪼개지 않고 '전체로서의 사람'으로 바라보는 심리학을 의미한다.

지 못하고 있는 것이다. 우리 한방은 그렇지 않다. 비록 뇌의 병이지만 대장, 소장이나 심장, 폐, 경락을 다스려 뇌를 치료할 수 있는 치료 기술이 개발되어 있다.[27]

요약하자면 한의학은 인체의 각 부분이나 병을 상호연관 속에서 파악하는 반면 서양의학은 고립적으로 파악한다. 물론 서양에도 모든 사물현상을 상호연관 속에서 그리고 끊임없는 발생과 소멸, 변화·발전 속에서 고찰하는 변증법이라는 철학이 존재한다. 하지만 적어도 서양의학은 사물현상들을 상호고립적으로, 고정불변하는 것으로 보는 변증법과는 반대되는 형이상학에 기초하고 있다.

비록 최근에는 동양의 정신문화 영역도 서양적인 사고로 획일화되어가고 있지만, 동양인이 여전히 무의식적으로는 또 일상생활에서는 동양적 세계관, 변증법적 세계관에 익숙해져 있다는 증거들이 있다. 2009년 EBS에서 방영했던 〈동과 서〉라는 다큐멘터리에는 다음과 같은 흥미로운 내용이 등장한다.

하나의 풍선이 지평선 위의 하늘로 날아가는 장면을 보여주면서 "풍선이 갑자기 날아갔다. 이유가 뭐라고 생각하는가?"라고 물었다. 미국 학생들은 "풍선에 바람이 빠진 것 같다"라고 대답했다. 풍선이라는 물체 자체의 속성을 중시했기 때문이다. 반면에 중국 학생들은 "어디에선가 바람이 분 것 같다"라고 대답했다. 풍선과

27 박찬국, 『감기를 알면 건강이 보인다』(집문당, 2007), 117~171쪽.

다른 사물현상―여기에서는 바람―과의 관계를 더 중시했기 때문이다.

또한 주변 사람들이 웃는 상황에서 가운데 사람도 웃고 있는 그림과 주변 사람들이 화가 나 있는 상황에서 가운데 사람만 웃고 있는 그림을 보여주면서 가운데 있는 사람이 행복해 보이냐고 물었다. 서양인들은 두 그림 모두에 대해 "행복해 보인다"고 대답했다. 주위에 있는 사람들의 표정이 어떠하든 상관없이 가운데 사람의 표정만을 중시했기 때문이다. 반면에 동양인들은 앞의 그림과는 달리 뒤의 그림에 있는 사람은 "행복해 보이지 않는다"고 대답했다. 가운데 사람만이 아니라 주변 사람들의 표정까지 고려했기 때문이다. 동양인과 서양인의 인식과 사고에서 나타나는 이러한 차이는 아마도 동양과 서양의 철학적 전통이 서로 다른 것과 큰 관련이 있을 것이다.

② 인간관: 소우주 VS 프랑켄슈타인

당연한 결과이겠지만, 세상만물을 상호연관 속에서 고찰하는 동양철학과 세상만물을 고립적, 개별적으로 고찰하는 서양철학은 인간을 바라보는 관점도 서로 다르다. 즉 한의학의 인간관―의학에서 중시하는 것은 인체이다―과 서양의학의 인간관이 근본적으로 다르다는 것이다. '인체는 소우주'라는 표현이 말해주듯이, 한의학은 인체를 전체적인 관점에서 보는 반면 서양의학은 부분적인 해부학적 관점에서 본다. 그렇기 때문에 한의학은 손상된 인체 기관이나 부위를 찾으려 하기보다는 사람을 전체적인 관점에서 바라보며 그 생태적인 순환의 문제를 발견하는 데 더 주력한다. 반면에 서양 의학은 인체 전체와 관련된 문제를 찾으려 하기보다는 손상된 인체 기관이나 부위를 발견하는 데 집중한다. 인간을 바라보는 관점의 차이는 진단방법에도 영향을 미쳤고 그 결과 한의학은 '맥진' 같은 진단기술을 발전시켜온 반면 서양의학은 고장 난 인체 부위를 정확 히 찾아내기 위한 정밀한 진단기계들을 발전시키게 되었다.

서양의학의 인간관은 기계론적 세계관의 축소판이라고 말할 수 있다. 그래서 서양의학은 인체의 일부분이 고장 나면 그것을 고치 든가 아니면 다른 사람의 것으로 교체하면 된다고 생각한다. 마치 자동차의 바퀴가 고장 나면 고장 난 바퀴를 새 바퀴로 바꿔 낌으로 써 자동차를 고치듯이…. 이런 점에서 여러 시체에서 일부 신체들 을 각각 가져와서 조립해 탄생시키는 '프랑켄슈타인'이라는 괴물은 서양의학의 인간관을 상징하는 존재라고도 말할 수 있을 것이다.

③ 치료방법: 약물과 수술 VS 자연치유력

한의학은 병균이나 상처 그 자체보다는 그것을 치유하거나 이겨 내지 못하는 비정상적인 체내 환경을 정상화시키는 것이 더 중요하 다고 본다. 즉 인체의 체내 환경을 잘 조절해주면 병균이나 상처는 자연스럽게 치유된다고 생각하는 것이다. 그렇기 때문에 한의학은 인체를 돌봄으로써 자연치유력을 높여 질병을 치료하고자 한다.

농사를 잘 치으려고 벼 한 포기 한 포기를 돌보는 것이 아니다. 질병 을 치료하는 것도 세포 하나하나를 돌보는 것이 아니다. 환경을 잘 조

절하여 세포가 알아서 잘 살아가도록 해주는 것이 한의학인 것이다.[28]

　한의학과는 달리 서양의학은 인체의 외부에서 침입하는 병균이나 상처 등을 병의 기본원인으로 보기 때문에 병균을 박멸하거나 상처부위를 치료하려 한다. 예를 들면 병균은 강력한 약물로 죽이려 하고 인체기관에 심각한 상처가 생기면 수술을 통해서 병든 부위를 잘라내는 식이다. 그러나 인간의 자연치유력을 중시하는 한의학의 입장에서 볼 때, 서양의학의 이러한 치료방법은 때로는 병을 더 악화시키는 우를 범할 수 있는 것으로 간주될 수 있다.

　감기에 걸려서 열이 나고 통증이 생기는 것은 너무나 당연한 일이다. 인체가 스스로 판단하기에 반드시 이렇게 열을 내고 통증을 일으켜야 병이 나을 수 있다고 판단하고 있기 때문이다. 그런데 어리석은 사람들이 얄팍한 과학지식을 가지고 자연의 섭리에 도전하고 있는 것이다. 마땅히 열을 내야 하는데 열을 내리는 호르몬제를 투여하고, 적당하게 세균이 번성해야 하는데 항생제를 투여하고, 통증이 생겨야 하는데 진통제를 투여하니 인체가 스스로의 능력을 발휘할 수 있겠는가? 밖에서 도와주지는 못할지언정 오히려 방해만 하고 병이 낫지 않는다고 불평하고, 나중에 심각한 병에 걸리면 안절부절못하면서 의사를 잡고 하소연을 해본들 아무런 소용이 없다. 제발 인간 스스로의 치유능력을 막지 말기 바란다.[29]

28　박찬국, 『감기를 알면 건강이 보인다』(집문당, 2007), 10쪽.

④ 발병 후 치료 VS 사전예방

최근에는 서양의학도 점차 병을 예방하는 것을 강조하고는 있지만 여전히 현장에서는 발병 후 치료를 중심에 두고 있다. 즉 환자가 아프다고 해도 검사를 통해 병이 진단되지 않으면 별다른 치료를 하지 않다가 구체적인 증상이 드러나야만 치료를 하는 것이다. 그러다 보니 서양의학은 초기상태의 병은 거의 찾아내지 못하거나 학계에 뚜렷한 병명이 보고되지 않은 것은 병으로 인정하지 않는 경향이 있다.

양방으로는 아무리 사진을 찍고 검사를 해도 잘 나오기 어려운 병증이 많다. 필자가 경험한 예로도 병원에서 아무리 검사를 해도 아무런 증상이 나타나지 않는데 환자는 괴로운 경우가 많다. 한방적으로 진단을 하면 순식간에 알아낼 수 있는 것도 양방적으로는 진단이 잘 되지 않는다.[30]

서양의학과는 달리 한의학은 체내 환경이 파괴되면 병이 생긴다고 보기 때문에 구체적인 발병 증세를 보이지 않더라도 체내 환경에 문제가 생기면 치료를 해야 한다고 주장한다. 이와 관련된 내 경험을 하나 소개하면 다음과 같다.

과거에 눈에 이상을 느껴 여러 번 안과를 찾아간 일이 있었다.

29 박찬국, 『감기를 알면 건강이 보인다』(집문당, 2007), 58쪽.
30 위의 책, 41쪽.

그런데 그때마다 안과에서는 눈물샘이 약간 마른 것일 뿐이니 아무 이상이 없다고 했다. 안약을 갖고 다니다가 넣어보라는 것이 처방의 전부였다. 그렇지만 당사자인 나는 눈이 계속 불편해서 견딜수가 없었다. TV를 10분 이상 보기가 힘들었을 뿐만 아니라 눈이시려서 제대로 뜨기조차 힘들었던 것이다. 그렇게 고생을 하다가훌륭한 한의사를 만나 진단을 받게 되었다. 그분은 맥을 짚어보더니 몸에 피가 부족하고 간에 문제가 있어서 눈이 그런 것이라고 말씀하셨다. 그래서 간을 중점적으로 치료하게 되었는데, 치료가 진행되면서 눈의 문제도 자연히 사라졌다. 이런 사례가 잘 보여주듯이 체내 환경 혹은 신체의 면역력을 정상적으로 유지하는 것을 중시하는 한의학적 입장이 서양의학에 비해서 '예방의학'에 더 잘 어울린다는 점은 부정할 수 없을 것 같다.

⑤ 정신병: 뇌 손상 VS 마음의 상처

앞에서도 지적했듯이, 서양의학과 생물학주의 심리학은 정신병의 기본원인이 뇌 손상[31]에 있다고 믿기 때문에 뇌에 작용하는 약물을 사용하는 약물요법, 손상된 뇌 부위를 잘라내는 수술요법 등의 치료방법을 사용한다. 그러나 인문주의적 심리학은 정신병의기본원인이 마음에 있다고 생각한다. 즉 마음에 상처가 생기고 그것이 몸의 이상 나아가 뇌 손상을 가져온다고 보는 것이다.

---

31 인간심리의 물질적 기초는 뇌이고 뇌 활동의 결과가 인간심리이다. 따라서 마음에 병이 생긴다는 것은 곧 생리적 차원에서는 뇌가 조금씩 손상되고 있음을 뜻한다. 그러나 뇌가 아무 이유 없이 손상될 리는 없으므로 뇌 손상을 정신병의 원인으로 보아서는 안 될 것이다.

마음이 생리적인 차원에서는 곧 뇌의 활동이고 뇌의 활동이 정신적 차원에서는 곧 마음이다. 따라서 이치적으로 따지면, 상처 입은 마음이 몸과 뇌를 손상시켰으니 마음이 건강해지면 그에 따라 몸과 뇌가 회복될 것이다. 이것은 정신병을 앓는 사람이 뇌 손상을 치료하더라도 마음을 치료하지 못하면 또다시 뇌가 손상될 것이므로 마음의 병을 치료해야만 뇌가 궁극적으로 정상화될 수 있다는 것을 의미한다. 물론 마음의 병이 오랫동안 방치되어 몸과 뇌가 이미 심각하게 손상되었을 경우에는 심리치료만으로는 회복이 불가능하다. 따라서 이럴 경우에는 몸과 뇌의 상처부터 우선적으로 치료하거나 병행치료—일반적으로 심리치료는 적절한 의학적 치료와 병행될 때 최대한의 효과를 낼 수 있다—를 하는 것이 좋다. 그러나 어떤 경우에도 몸과 뇌의 손상을 야기한 마음의 병을 그대로 두고서 신체적 치료에만 매달린다면 정신병은 완치될 수 없을 것이다.

한의학은, 지금까지 살펴본 인문주의적 심리학과 마찬가지로, 몸과 뇌의 손상을 유발하는 원인을 '마음'으로 본다.

특이한 것은 평소 깨끗한 음식을 먹고 건강에 유의를 많이 해도 암에 걸린다는 말을 하는 사람들이 종종 있다. … 이런 예외가 있는 것은 무슨 까닭일까? 아마 정신적인 문제가 아닌가 한다. … 음식을 잘 먹고 운동을 하더라도 칠정七情이 잘 다스려지지 않으면 암에 걸린다는 것이다. … 칠정이란 우리가 느끼기 어려울 뿐이지 인체에 미치는 영향은 지대하다.[32]

	서양의학(생물학주의 심리학)	한의학(인문주의적 심리학)
세계관(철학)	고립성과 개별성, 불변성(형이상학)	연관성, 변화발전(음양오행, 변증법)
인간관	부분을 중시(기계론적 인간관, 해부학)	전체(인체는 소우주, 인간은 부품으로 환원될 수 없는 전체)
병인론	병균 등 외적 요인들	비정상적인 체내 환경, 신체의 면역력
치료방법	약물과 수술(병균 박멸, 손상부위 제거)	인체의 자연치유력(몸의 회복능력) 강화
치료시점	발병 후 치료 (검사를 통해 병이 확인되어야 치료)	예방의학(마음과 신체를 건강하게 유지해야 한다/증상이 나오면 이미 병이 많이 진행된 것으로 봐야 한다)
정신병의 원인	뇌 손상	심리적 문제 / 칠정(七情) 이상

지금까지 한의학(인문주의적 심리학)과 서양의학(생물학주의 심리학)의 차이를 살펴보았는데 이를 표로 정리하면 위와 같다.

2. 사람들은 왜 서양의학적 치료를 더 신뢰하는가?

서구사회에서 다양한 분야의 학문과 과학기술이 발전하는 데 따라 서양의학 역시 눈부신 발전을 거듭해왔다. 그러나 이러한 서양의학이 고전을 면치 못하고 있는 분야가 하나 있으니, 그것이 바로 '내과'이다. 상당수 내과 의사들은 '사실상 내과 환자의 대부분은 정신과 환자들'이라는 말을 자주 한다. 이것은 상당수 내과 질환이 마

---

32 박찬국, 『감기를 알면 건강이 보인다』(집문당, 2007), 102~103쪽.

음의 문제에서 비롯된 것이라서 그것을 내과 약으로 치료하는 데에는 한계가 있음을 토로하는 말이다.

현대의학이 눈부신 발전을 했다고 말하는 사람들이 가끔 있다. 물론 외과적인 처치에 있어서는 많이 발전을 하였다. 그러나 내과 질환에 있어서는 별다른 발전이 없다고 해도 과언이 아니다. 내과에서 쓰고 있는 약이 주로 항생제와 진통제, 호르몬제인데 이들 약의 효과에 대한 의문이 제기되고 있으며 모두 심각한 부작용이 많은 약들이다. 구미에서 보완 의학이니 대체 의학이니 하면서 생약 제제가 많이 쓰이고 있는 것이 이를 잘 증명하고 있다.[33]

최근에는 서구사회에서도 서양의학이 한계점에 도달했다는 목소리가 나오고 있으며 한의학을 비롯한 대체의학에 대한 관심이 고조되고 있다. 서구사회의 일반인들 역시 서양의학에 대한 맹목적인 지지를 서서히 거두어들이고 있다. 그럼에도 불구하고 중국과 함께 동양의학의 양대 산맥을 구축해왔던 한국에서는 여전히 한의학이 천대받고 있으며, 일반인들도 몸이 아프면 거의 다 양방병원을 찾아간다. 이런 경향은 젊은 세대일수록 더 심한데, 내 나이(50세 전후) 또래만 되어도 한의학을 비과학적인 민간요법 같은 것으로 치부하는 이들이 상당히 많다. 한의학의 종주국인 한국에서 이런 현상이 나타나고 있는 것은 왜일까?

33 박찬국, 『감기를 알면 건강이 보인다』(집문당, 2007), 13쪽.

첫째, 한국사회에 서구, 특히 미국에 대한 사대주의가 여전히 뿌리 깊기 때문이다. 잘 알려져 있듯이, 해방 이후 미국이 한국을 정치군사적으로 지배하게 됨에 따라 한국사회는 정치, 군사 분야만이 아니라 사상, 문화, 학문 분야까지 모두 미국의 영향권 하에 놓이게 되었다. 그 결과 큰 나라(미국)를 덮어놓고 숭배하고 추종하면서 자기 민족을 깔보고 경멸하는 사대주의가 극심해졌다. 과거에 우리 것은 다 나쁘고 후진적인 것으로 치부하는 반면 미국 것은 다 좋고 선진적인 것으로 떠받드는 사회풍조가 팽배했던 것은 이 때문이다.

상당수 미국 학자들은 과학 혹은 진리에 대한 잘못된 기준을 신봉하고 있다. 예를 들면 그들은 실천적으로 능히 검증될 수 있음에도 실험을 통해서 확인할 수 없는 것은 진리로 인정하지 않는다.[34] 한국인이 서양의학은 과학적이고 우수한 의학으로 우러러보는 반면 한의학은 비과학적이고 낡은 의학으로 깔보는 데에는 진리에 대한 이런 왜곡된 기준을 맹목적으로 추종하고 있는 한국 지식인들의 책임이 적지 않다. 사실, 이들은 대부분 서양철학이나 뇌 과학 등에 대해서는 꽤 알고 있는 반면 동양철학이나 칠정상 이론 등에 대해서는 거의 알지 못하면서도, 무턱대고 한의학을 폄하한다. 물론 한국의 한의학에도 문제가 없는 아니지만, 한국에서 한의학이 지나치게 저평가되고 있는 것은 사대주의와 그것에서 비롯된 한의학에 대한 박해와 절대 무관하지 않다.

---

34 이 주제에 관해서는 『새로 쓴 심리학』(김태형, 세창출판사, 2007)의 제1장을 참고하라.

둘째, 쉽고 편한 것만 찾는 사회분위기 때문이다. 마약중독자도 마약을 끊지 않으면 나중에 큰일 난다는 것쯤은 안다. 하지만 마약을 끊으려면 힘이 들고 마약이 순간적인 쾌감을 주기 때문에 나쁜 줄 알면서도 계속 한다. 누구나 인스턴트 음식보다는 정성을 들여서 만든 한식이 더 좋은 줄 안다. 그렇지만 인스턴트 음식이 만들기도 쉽고 여러모로 편리하기 때문에 나쁜 줄 알면서도 먹는다. 마음의 병을 치료하는 것도 마찬가지다. 마음의 병을 완전히 치료하려면 장기간에 걸쳐서 심리분석을 해야 하는 경우가 있는데, 이것은 즉각적인 치료효과가 보이지 않을 뿐만 아니라 심한 정신적 고통을 수반하기도 한다. 그래서 상당수 사람들이 쉽고 편한 길처럼 보이는 '약'이나 '대중요법'을 선택하고, 그것이 주는 일시적인 치료효과에 만족한다. 한마디로 살은 빼고 싶지만 먹는 걸 줄이기는 싫고, 꾸준히 운동하기는 더 싫어서 수술로 지방을 제거하는 쪽을 선택하는 게 요즘 추세라는 것인데, 서양의학의 대중적 인기는 이와 무관하지 않다.

비록 일시적인 효과에 그칠 뿐이고 장기적으로는 더 나쁜 결과를 유발할 수도 있지만, 양방치료는 즉각적으로 치료효과를 나타내는 경우가 많다.

양약을 먹으면 한시적으로 증상이 완화되는 것 같으니까 자꾸 양약을 찾게 되는 것이다. … 한방적 치료는 어렵다. … 즉 여러 가지로 불편한 점이 매우 많다. … 진정한 가치가 있는 것은 금방 이루어지는 것이 아니다. 미리 준비하고 정성을 들이고 참고 기다려야 한다.

… 그런데 세상에는 금방 병이 나을 수 있다고 생각하고 있는 사람들이 많다.[35]

장기적으로는 더 좋고 궁극적으로는 병을 치료할 수 있음에도, 양방과는 달리 한방치료는 대부분 치료효과가 서서히 나타나는 편이다. 따라서 나중에야 어떻게 되든 간에, 당장 눈에 드러나는 치료효과를 원하며 쉽고 편리한 치료방법을 선호하는 현대인은 양방을 선호할 수밖에 없다.

셋째, 자기의 힘을 믿지 않는 의존적 태도 때문이다. 심리학자인 에리히 프롬이 일찍이 주장했듯이 현대인에게 만연되어 있는 가장 보편적인 집단심리 중 하나는 바로 '무력감'이다.[36] 무력감에 시달리는 사람은 자기의 힘으로 문제를 해결하려 하지 못하고 외부의 대상, 특히 강한 권위나 힘에 의존해 문제를 해결하려 한다. 지식을 쌓기 위해서 스스로 책을 읽기보다는 유명한 교수의 강의를 들으려 하고, 병을 치료하기 위해서 스스로 무엇인가를 하기보다는 서구의 과학기술 혹은 권위를 상징하는 약물이나 의사에게 매달리는 식이다. 하지만 병 치료는 자기 스스로 하는 것이며 병으로부터 회복되는 힘 또한 자기 자신에게 있다. 그가 양의이든 한의이든 간에 의사는 단지 치료를 도와주는 조력자일 뿐이다. 이는 심리치료에 있어서도 마찬가지다. 병을 앓고 있는 당사자에게 병과 싸우려

---

35 박찬국, 『감기를 알면 건강이 보인다』(집문당, 2007), 7~8쪽.

36 이 주제에 관심이 있는 분들은 에리히 프롬의 저서들을 읽어보시기 바란다. 특히 『자유로부터의 도피』가 이 주제를 자세히 다루고 있다.

는 의지가 없는 이상 어떤 약도, 명의도 다 소용 없다. 즉 병에 걸렸을 때, 자기를 돌아보고 반성하며 스스로의 힘으로 일어서려 하지 않고 약이나 의사에게 의존하는 사람들은 절대로 건강해질 수 없다는 것이다.

우리 인체는 인류가 가지고 있는 유전자의 환경에 적합한 환경을 잘 유지하도록 그 시스템이 구성되어 있다. 그러나 칠정七情이 조절되지 않거나 과도한 운동이나 노동을 하거나 또는 오히려 노동과 운동은 하지 않고 많이 먹고 편안함만을 추구할 때 적정성이 깨져 병을 부르게 되는 것이다. 그러므로 질병이 발생하면 그 원인을 밖에서 들어온 병균에게만 돌리지 말고 먼저 자기 자신에게서 병균이 번성하도록 만든 원인을 찾아내어 그 원인을 제거해야 한다.[37]

물론 병 치료에 대한 의존적 태도가 단지 양방치료를 선호하는 사람들에게만 국한되는 것은 아니다. 그러나 무력감이 심한, 의존적인 환자일수록 약물치료 나아가 수술 등을 선호하는 경향이 있다. 이런 사람들에게는 잠깐 동안 마취되었다가 깨어나기만 하면 중병이 치료되어 있다는 것은 분명 매력적일 것이다.

그럴 만한 가치가 없음에도 억지로 한의학을 높이 평가할 필요는 없다. 하지만 최소한 한의학에 대한 부당한 저평가는 반드시 제

---

37 박찬국, 「감기를 알면 건강이 보인다」(집문당, 2007), 21쪽.

고되어야 한다. 사실 한의학과 서양의학에는 모두 일장일단이 있는 데다 서로 상호보완적이기도 하다. 예를 들면 한의학은 내과 분야에는 강점이 있으나 외과 분야에는 취약한 반면 서양의학은 외과 분야에는 강점이 있으나 내과 분야에는 약점이 있다. 따라서 한의학과 서양의학은 서로가 서로를 배척하거나 적대시할 것이 아니라 상호 협력하고 보완하는 방향으로 나아가야 한다.

한의학과 서양의학이 서로 상대방의 장점을 인정하고 열린 마음으로 협력하면서 거리를 좁히는 것은 의학발전에 크게 기여하는 동시에 인류에게도 이바지하는 길이다. 장차 한국의 의과대학에서는 한의학과 서양의학을 다 가르치게 되었으면 좋겠고, 한국의 병원에서는 한방치료와 양방치료를 병합하는 동서 통합치료를 실시하게 되었으면 좋겠다. 그렇게만 된다면 한국의 의학은 전 세계인이 부러워하는 가장 선진적인 의학으로 발돋움하게 될지도 모른다. 덧붙여 그날이 언제일지는 모르겠지만, 언젠가는 정신의학 분야에서 한의학과 서양의학 그리고 심리학이 발전적으로 통합되고 융합되는 날이 오기를 바란다.

최근 스트레스가 급증하는 사회 속에서 우리는 우리의 정신 건
강에 대하여 얼마나 생각하고 있는 것일까.

눈에 보이는 신체, 즉 몸이 아픈 것도 제대로 챙기지 못하는 경우
가 다반사인데, 눈에 보이지 않는 정신의 건강 상태는 바쁜 현대인
에게 그야말로 챙기기 어려운 일이 되어가고 있다. 또한 시각중심
주의와 물질중심주의의 서구 문화 사회에서 눈에 보이지 않는 감
정에 대한 관찰은 거의 이루어지지 않고 있다. 더군다나 요즘처럼
스트레스 강도가 높은 사회에서 어느 정도의 정신적 스트레스는
당연한 것으로 받아들여지며, 자칫 증상이 크게 나타날 경우 사회
부적응자로 받아들여지기도 한다.

사람 몸을 치료하는 한의사로서, 신체 증상의 치료도 중요하지
만 왜 이러한 신체 증상이 나타났는지 깊이 고민하게 되었고, 또한
이러한 신체 증상의 저변에는 정신적 스트레스가 가장 중요한 요
인 중 하나임을 확신하게 되었다. 또한 정신적 스트레스가 감정의
상태로 나타나며 —긍정적 감정이든, 부정적 감정이든— 결국 부
정 감정의 누적이 신체 증상을 야기하게 된다는 어찌 보면 당연한
사실을 새삼 명확하게 깨닫게 되었다. 사실 이는 전혀 새로운 이론

이 아니다. 한의학에서 이미 '칠정상'이라 하여 감정으로 인한 신체 손상에 대하여 언급되어 있으며, 이는 심신의학으로서의 한의학 고유의 특성이기도 하다.

사실 나로서도 이미 학부 시절부터 이러한 사실을 배웠지만, 실제 환자를 접하게 되는 경우 환자의 신체 증상에만 집착하게 되는 경향이 없지 않았으며, 실제 그 환자의 감정 상태를 파악하여 진단 및 치료에 활용하지는 못하였던 것이 사실이다. 또한 진단기기 등 현대 의학의 발전 상황에서 당장 눈에 보이는 신체 증상에만 얽매여 왜 그러한 증상이 나타났는지에 대한 보다 근원적인 고찰에 부족한 것이 현재 의학계의 현실이다.

이번 집필 과정을 통해 수천 년의 임상경험과 이론 축적의 집합체인 한의학의 우수성을 새롭게 깨닫는 계기가 되었으며, 나 스스로도 다시 한 번 고찰해볼 수 있는 소중한 경험이었음을 고백한다. 한의학의 개인맞춤의학적인 특성상, 명확한 병리 진단과 치료법의 제시가 부족한 글이고, 또한 개인적인 임상 경험의 부족으로 이론도 완벽하지 않으며, 미력한 필력으로 책을 낸다는 것이 부끄럽고 두려움이 앞서지만, 이 책이 정신 건강에 있어 또한 진료 현장에 있어 조금이나마 신선한 자극과 초석이 되기를 바라는 마음을 담아 글을 마치며, '감정'이라는 연결고리로 지난 1년여 넘는 시간 동안 토론과 집필을 함께 한 심리학자 김태형 공저자와 수많은 한의학 원로와 스승님들께 감사를 바친다.

2014년 4월 양 웅 모

참고문헌

한의학

등철도,『韓方診斷學』, 류황림 옮김, 우용출판사, 2010.

류동인 외,『七情에 關한 文獻的 考察』, 동의신경정신과학회지 3권 1호, 1992.

문준전 외,『東醫病理學』, 일갑사, 1999.

박찬국,『한의학 특강』, 집문당, 2004.

_____,『감기를 알면 건강이 보인다』, 집문당, 2007.

이상효,『東醫精神科學』, 행림출판, 1984.

이정균,『精神醫學』, 일조각, 1988.

이제마,『東醫壽世保元』, 이민수 옮김, 을유문화사, 2002.

장경악,『景岳全書』, 중국중의약출판사, 2007.

전통의학연구소,『東洋醫學大辭典』, 성보사, 2000.

허준,『東醫寶鑑』, 법인문화사, 1999.

황의완 외,『東醫精神醫學』, 현대의학서적사, 1987.

『黃帝內經』, 김달호 옮김, 의성당, 2002.

심리학

가바드, 글렌(Gabbard, Glen O.),『역동정신의학』(제3판), 이정태, 채영래 옮김, 하
　　나의학사, 2002.

노에, 알바(Noe, Alva), 『뇌과학의 함정』, 김미선 옮김, 갤리온, 2009.

미국정신의학회, 『정신장애의 진단 및 통계 편람』(제4판), 이근후 옮김, 하나의
　　학사, 1994.

레인, 크리스토퍼(Lane, Christopher), 『만들어진 우울증』, 이문희 옮김, 한겨레출
　　판, 2009.

윤가현 외, 『심리학의 이해』, 학지사, 2005.

장현갑, 『마음 VS 뇌』, 불광출판사, 2009.

채식, 리처드(Chessick, Ricard D.), 『자기심리학과 나르시시즘의 치료』, 임말희
　　옮김, 눈, 2007.

최현석, 『인간의 모든 감정』, 서해문집, 2011.

프롬, 에리히(Fromm, Erich), 1941, 『자유로부터의 도피(Escape From Freedom)』, 원
　　창화 옮김, 홍신문화사, 2006.

프로이트, 1917, 『정신분석 강의』(프로이트 전집 제1권), 홍혜경, 임홍빈 옮김, 열
　　린책들, 2000.

_____, 1917, 『애도와 우울증』(프로이트 전집 제11권), 윤희기 옮김, 열린책들,
　　2000.

_____, 1917, 『꿈-이론과 초심리학』(프로이트 전집 제11권), 윤희기 옮김, 열
　　린책들, 2000.

_____, 1913, 『과학과 정신분석학』(프로이트 전집 제14권), 정장진 옮김, 열린
　　책들, 2000.

찾아보기